AF308574

Année 1879

THÈSE

N° 84

POUR

LE DOCTORAT EN MÉDECINE

Présentée et soutenue le 3 mars 1879, à 1 heure.

PAR AMBROISE REIGNIER,

Né à Iseure, près Moulins (Allier), le 1er août 1850,
Ex-interne provisoire des hôpitaux de Paris,
Médaille de bronze de l'Assistance publique.

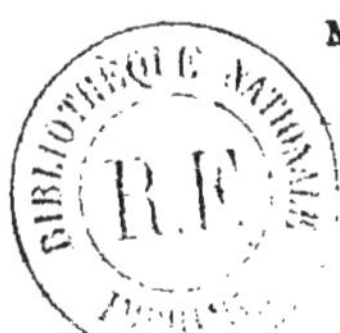

ESSAI

SUR

LES HERNIES VENTRALES

Président : M. TRÉLAT, *professeur.*

Juges : MM. { PARROT, *professeur,*
TERRILLON, STRAUSS, *agrégés.*

*Le Candidat répondra aux questions qui lui seront faites sur les diverses
parties de l'enseignement médical.*

PARIS

A. PARENT, IMPRIMEUR DE LA FACULTÉ DE MÉDECINE
31, RUE MONSIEUR-LE-PRINCE, 31

1879

FACULTÉ DE MÉDECINE DE PARIS

Doyen..................... M. VULPIAN.

Professeurs............... MM.

Anatomie............................. SAPPEY.
Physiologie........................... BÉCLARD.
Physique médicale.................... GAVARRET.
Chimie organique et chimie minérale..... WURTZ.
Histoire naturelle et médicale.......... BAILLON.
Pathologie et thérapeutique générales..... N.
Pathologie médicale .... { JACCOUD. / PETER.
Pathologie chirurgicale................ { TRÉLAT. / GUYON.
Anatomie pathologique................. CHARCOT.
Histologie............................ ROBIN.
Opérations et appareils................ LE FORT.
Pharmacologie........................ REGNAULD
Thérapeutique et matière médicale........ GUBLER.
Hygiène............................... BOUCHARDAT.
Médecine légale...................... N.
Accouchements, maladies des femmes en couche et des enfants nouveau-nés.... PAJOT.
Histoire de la médecine et de la chirurgie. N.
Pathologie comparée et expérimentale.... VULPIAN.
Clinique médicale .... { SÉE (G.). / LASÈGUE. / HARDY. / POTAIN
Maladies des enfants. .... PARROT.
Clinique de pathologie mentale et des maladies de l'encéphale................... BALL.
Clinique chirurgicale .... { RICHET. / GOSSELIN / BROCA. / VERNEUIL.
Clinique ophthalmologique............. PANAS.
Clinique d'accouchements.............. DEPAUL.

Doyen honoraire : M. WURTZ.

Professeurs honoraires :

MM. BOUILLAUD, le baron J. CLOQUET et DUMAS

Agrégés en exercice.

MM.	MM.	MM.	MM.
ANGER	DELENS.	HAYEM.	PINARD.
BERGER.	DIEULAFOY.	HENNINGER.	POZZI.
BERGERON.	DUGUET.	HUMBERT.	RENDU.
BOUCHARD.	DUVAL.	DE LANNESSAN.	RICHET.
BOUCHARDAT.	FARABEUF.	LANCEREAUX.	RICHELOT.
BOURGOIN.	FERNET.	LEGROUX.	RIGAL.
CADIAT	GAY.	MARCHAND	STRAUS.
CHANTREUIL.	GRANCHER	MONOD.	TERRIER.
CHARPENTIER.	HALLOPEAU.	OLLIVIER	TERRILLON.
DEBOVE.			

Agrégés libres chargés de cours complémentaires.

Cours clinique des maladies de la peau............... MM. N.
 — des maladies des enfants........... N.
 — d'ophthalmologie................. N.
 — des maladies des voies urinaires........ N.
 — des maladies syphilitiques .... N.
Chef des travaux anatomiques........ FARABEUF.

Le Secrétaire : A. PINET.

A M. LE PROFESSEUR AGRÉGÉ Félix TERRIER

Chirurgien de la Salpêtrière.

A MES AUTRES MAITRES DANS LES HOPITAUX DE PARIS

MM. LES DOCTEURS S. EMPIS, Léon LABBÉ,
J. BERGERON, MOISSENET LEGRAND DU SAULLE

A MON PRÉSIDENT DE THÈSE :

M. LE PROFESSEUR TRÉLAT

ESSAI

SUR LES

HERNIES VENTRALES

AVANT-PROPOS.

Pendant l'année 1877, alors que nous remplissions les fonctions d'interne dans le service de M. le professeur agrégé Félix Terrier, à l'infirmerie générale de l'hospice de Bicêtre, il nous a été donné d'observer un malade atteint de hernie ventrale étranglée, située sur le trajet de la ligne demi-lunaire de Spigel, et ayant nécessité l'opération de la gastrotomie. Ce fait intéressant et rare est devenu pour nous l'objet de quelques recherches en vue de notre thèse inaugurale.

Pendant le cours de ce travail, notre savant maître a bien voulu nous donner quelques conseils : qu'il nous permette de lui offrir ici l'expression de notre vive reconnaissance.

CONSDÉRATIONS ANATOMIQUES PRÉLIMINAIRES.

Loin de nous l'idée de vouloir donner une description même succincte de la paroi abdominale antérieure. Nous renvoyons pour cela aux traités d'anatomie descriptive et topographique. Nous tenons seulement à faire connaître la valeur de certains mots qui paraissent sortis du vocabulaire anatomique actuellement en usage, et que l'on chercherait en vain dans les traités d'anatomie les plus récents. Quelques pathologistes cependant emploient encore ces termes à propos des hernies ventrales, et ils négligent de dire le sens qu'il faut y attacher ; de là des confusions, de là des erreurs regrettables dans l'interprétation des faits. Telle est, par exemple, l'expression ligne semi-lunaire qui peut prêter à équivoque.

Il n'y a pas en effet qu'une seule ligne semi-lunaire sur chaque moitié latérale de la paroi abdominale antérieure, mais il y en a deux : chacune d'elle indique une disposition anatomique spéciale, et à chacune d'elle est attaché un nom propre.

La première ligne était connue des anciens : elle porte le nom de ligne semi-lunaire de Spigel (1). On désigne ainsi le bord échancré en demi-lune de la portion charnue du muscle transverse de l'abdomen, au point où les fibres musculaires sont en connexion avec les fibres tendineuses ou aponévrotiques servant à l'insertion de ce muscle. Là ligne semi-lunaire de Spigel constitue une ligne courbe aponévrotique située au bord externe du muscle grand droit de l'abdomen. Cette ligne est très-longue : elle s'étend des cartilages des dernières fausses côtes aux environs du pubis. La concavité de chaque ligne regardant en avant et un peu en dedans, circonscrit avec celle du côté opposé, une espèce d'ellipse dans l'aire de laquelle se trouvent inscrits les muscles grands droits, suivant la direction du grand diamètre.

Astley Cooper s'est occupé un peu de cette ligne semi-

____

(1) Robin et Littré. Dictionnaire de Nysten.

lunaire, à propos de 3 cas de hernies ventrales observées
par lui à son niveau : il a fait remarquer que le long de
cette ligne on trouve un certain nombre de pertuis vasculaires et qu'elle est croisée à son extrémité inférieure par
l'artère épigastrique.

La deuxième ligne semi-lunaire porte le nom de ligne de
Douglas : c'est la disposition anatomique du feuillet postérieur de la gaîne du muscle sterno-pubien à son bord inférieur entre le pubis et l'ombilic. Il ne faut pas la confondre avec celle de Spigel, ni surtout avec les plis ou ligaments de Douglas (1), nom donné à une disposition du
péritoine du bassin, également décrite par Douglas en
1707 : Les tendons ou aponévroses d'insertion réunies des
muscles oblique interne et transverse de l'abdomen forment
le feuillet postérieur de la gaîne du muscle sterno-pubien,
ou grand droit de l'abdomen. Inférieurement, ce feuillet
postérieur se termine au milieu de l'espace compris entre
l'ombilic et la symphyse pubienne, ou même plus près de
l'ombilic par un bord demi-circulaire concave en bas qu'on
appelle ligne de Douglas, au niveau et au-dessus de laquelle le péritoine adhère fortement à ce feuillet tendineux
ou aponévrotique.

Nous croyons devoir terminer ces courtes considérations
anatomiques en faisant connaître d'après Littré et Robin,
les idées de Retzius sur la ligne semi-lunaire de Douglas
et la *fascia transversalis* : A Retzius a montré en 1858 que
de chaque côté, le bord demi-circulaire de Douglas se continue avec la fascia transversalis, et lui adhère fortement
ainsi qu'au péritoine ; que ce fascia s'enfonce profondément en bas dans la cavité pelvienne, derrière et sur les
côtés de la vessie, pour y former une sorte de cavité apo-

(1) Ligaments du rectum.

névrotique sous-péritonéale dans laquelle est logé ce ré-
servoir, cavité qui se continue en haut avec celle de la
gaîne des muscles droits, et qui contient le même tissu lamineux et graisseux qu'on trouve derrière ces muscles :
ainsi se trouve formée une cavité aponévrotique sous-péritonéale pleine d'un tissu lamineux lâche, mais dans laquelle la vessie peut s'étendre et se mouvoir lors de ses
développements de volume, cavité qui a aussi ses parois
propres et particulières.

HISTORIQUE.

Les hernies ventrales n'ont pas échappé à l'attention des
anciens observateurs.

Hippocrate (1), Galien (2) les mentionnent expressément.
Celse leur consacre un chapitre intitulé ; *de interiore abdo-
minis membrana rupta* (Lib. vii, Cap. 17.).

Avicenne (3) note la rareté des hernies ventrales.

Carpus dit qu'on peut les rencontrer dans tous les points
de la circonférence du ventre, parce qu'elles sont le résultat
de blessures…·.

Au dire de Lachausse (4), Montagna et Plater, frappés
du siége variable de ces hernies, leur donnent pour la première fois le nom de hernies du ventre, hernies ventrales.

Mais ce n'est qu'à partir des travaux de Dionis, de ceux
de J.-L. Petit, de Garengeot, Ledran, Arnaud, Gunz,

(1) De morbis vulgaribus.
(2) Administr. anat. Lib. V, cap. 6.
(3) T. I, p. 962.
(4) De Hernia ventrali. Argentorati, 1746, et in Haller. disput. chir.,
t. III.

Zachar. Vogel, Platner, etc., que le sujet qui nous occupe commence à être un peu connu.

Dans l'aperçu historique qui va suivre, nous allons exposer brièvement les idées des auteurs qui nous ont paru avoir fait faire un pas de plus à la qustion des hernies ventrales, ou qui, ne l'ayant pas fait avancer , l'ont du moins envisagée d'une manière particulière, ce qui veut dire que tout en enregistrant au fur et à mesure de leur apparition les faits dont s'est enrichie l'histoire de la hernie ventrale depuis le xviii° siècle jusqu'à nos jours, nous noterons également les interprétations diverses auxquelles ils ont pu donner lieu ; mais nous pouvons le déclarer dès maintenant, ce n'est que parmi les anciens observateurs que l'on trouvera une sensible divergence d'opinion.

Dionis (1), après avoir parlé de la bubonocèle, de l'orchéocèle et de l'exomphale, s'exprime ainsi : « Quand ces mêmes organes (épiploon, intestin) trouvent moyen de s'échapper dans un autre endroit de l'abdomen, on a affaire à une hernie ventrale. » La cause de cette hernie, dit-il, est une rupture qui se fait au péritoine, car il n'est pas vraisemblable qu'elle se puisse faire par la simple dilatation de cette enveloppe qui adhère trop aux muscles et aux aponévroses qu'elle touche. C'est donc toujours un déchirement qui ne surviendra que par un effort très-rude et qu'aux endroits où il y aura eu abcès ou plaie qui, n'ayant pas été cicatrisée, laissera le péritoine sujet à se rouvrir.

A propos de la cure de ces hernies, il dit : « Pour guérir ces espèces de ruptures, il faudrait faire en sorte d'approcher l'une de l'autre les deux lèvres de la plaie du péritoine, et de les tenir unies afin qu'elles puissent se rejoindre et se reprendre ensemble, mais je ne vois rien de

(1) Cours d'opérations de chirurgie, 4 premières éditions.

Reignier.

2

plus difficile, et les moyens que Celse propose pour y parvenir me paraissent trop rigoureux pour conseiller de les mettre en pratique : il dit qu'il faut lier la poche avec un double fil passé à travers la base de la tumeur, et qu'en la serrant fortement, on approchera les lèvres de la plaie du péritoine. » Dionis admet que l'opération est loin de réussir souvent, et il conseille de se contenter de la cure palliative.

J.-L. Petit (1) décrit les hernies qui se font à l'aine, à l'ombilic, à la ligne blanche. Il s'occupe même assez de cette dernière espèce ; puis il ajoute : « D'autres hernies portent le nom général de hernies ventrales : à la suite des grossesses qui ont dilaté considérablement les muscles du ventre, on a vu se former des hernies en d'autres endroits que la ligne blanche et l'ombilic. » C'est à ce propos qu'il rapporte l'observation de la hernie qu'il a signalée pour la première fois dans le transverse entre le triangulaire et la fin des obliques et qui porte aujourd'hui son nom. J.-L. Petit étudie d'abord les hernies formées par le relâchement simple des parties (éventration de certains auteurs modernes), il se demande quels sont les points faibles de la paroi abdominale. Pour lui ce sont les environs de la ligne blanche. Mais ce ne sont pas les seuls : « Il n'y a pas que la ligne blanche qui soit faible naturellement ; quelquefois la ligne blanche est aplatie, tandis que les flancs se trouvent considérablement dilatés, depuis la crête des os des îles jusqu'aux fausses côtes. Cet aplatissement de la paroi antérieure du ventre vient de ce que les muscles droits se maintiennent côte à côte l'un de l'autre sans s'écarter, de manière que la ligne blanche n'est véritablement qu'une ligne. On conçoit que pareille conformation permette à la

(1) Traité des maladies chirurgicales, t. II, 1740.

partie antérieure du ventre de résister aux causes de dilatation, d'où possibilité moindre des hernies à ce niveau. »
Parlant des hernies ventrales suite d'abcès ou de plaies, il
dit qu'il faut, pour qu'elles se produisent, que l'abcès siége
entre le péritoine et les muscles. Si ces abcès se rencon-
trent chez des femmes récemment accouchées, ou qui ont
eu plusieurs grossesses, la hernie se fera d'autant mieux
car les parties n'ont pu reprendre leur élasticité primitive.
Quant aux hernies suite de plaies, il les divise en hernies
avec sac et hernies sans sac : « Les hernies qui suivent la
guérison des plaies non pénétrantes ne diffèrent pas beaucoup de celles qui se forment à la suite des abcès ; mais
celles qui succèdent à une plaie pénétrante en diffèrent es-
sentiellement ; dans les premières, les parties intérieures
ne peuvent sortir par l'endroit débilité qu'en poussant avec
elles le péritoine qui, leur servant d'enveloppe, leur forme
le sac herniaire, tandis que dans les secondes (le péritoine
étant divisé et sans adhérence avec les parties intérieures)
les parties passent nues à travers la division, et forment
des hernies sans sac. »

En 1742, Ledran, dans son traité des opérations (1), donne
des hernies ventrales la définition suivante : Les hernies
ventrales sont celles qui se font dans un endroit du ventre
autre que l'aine, la cuisse, l'ombilic et la ligne blanche.
Remarquons en passant que Ledran agrandit beaucoup la
région ombilicale : pour lui, la hernie ombilicale est celle
qui se fait aussi bien au travers de l'ombilic que sur une
partie ou même la totalité de la ligne blanche. Dans le chapitre des causes, il note les grossesses multipliées, les hydropisies ascites, l'excès de graisse dans le grand épiploon,
qui peuvent produire un relâchement général ou partiel des

(1) Traité des opérations. p. 143.

parois de l'abdomen. S'occupant du siége de ces hernies, il croit qu'elles se font rarement au niveau des muscles droits, parce qu'ils sont enveloppés d'une gaîne aponévrotique : ce sera donc à leurs côtés qu'on devra les observer le plus souvent. Cependant, quelques années auparavant, en 1731, il avait publié l'observation d'une épiplocèle enflammée et suppurée, située dans la gaîne même du muscle grand droit de l'abdomen (1). A propos de ces mêmes muscles droits, il parle d'une hernie traumatique intéressante à connaître au point de vue du diagnostic : « Mais il peut se faire au bas-ventre, une autre espèce de hernie ventrale, d'autant plus dangereuse qu'elle peut exister sans être connue, parce qu'elle fait peu de tumeur à l'extérieur ; celle-ci ne se fait pas aux deux côtés du ventre, mais sous l'un ou l'autre muscle droit dans la gaîne qui les enveloppe. Observation : Un homme a reçu autrefois un coup d'épée perçant l'un des muscles droits ; la plaie est guérie depuis longtemps, mais la portion de la gaîne aponévrotique qui passe sous le muscle droit et le péritoine en se cicatrisant se sont réunis avec le corps musculeux, parce que les lèvres du péritoine et autres parties aponévrotiques ne se collent pas ensemble. Aujourd'hui, l'intestin, forçant la cicatrice intérieure, s'engage entre les fibres musculeuses après les avoir séparées. La gaîne étrangle et serre la portion d'intestin qui a passé, et en conséquence de l'étranglement, on voit survenir tous les accidents qui en sont inséparables. Ces accidents en imposent souvent, étant à peu près les mêmes que ceux qui accompagnent la colique qu'on nomme de miserere, et par le défaut d'attention, on traite une maladie que l'on suppose au lieu de la maladie qui existe. » Parlant ensuite des hernies ventrales par relâchement, il dit qu'elles ne l'étranglent jamais.

(1) Observations de chirurgie, t. II. Paris, 1731.

En 1743, de Garengeot (1) dans son mémoire sur plusieurs hernies singulières, faisant l'énumération des points où se font habituellement les hernies, avant d'aborder le sujet propre de son mémoire (hernies de l'estomac, ovalaire, is— chiatique), dit au 5ᵉ paragraphe : « Enfin, tout le monde sait qu'il se fait aussi des hernies aux parties latérales de l'abdomen et qu'on les distingue de celles dont nous venons de parler (hernies inguinales, crurales, ombilicales de la ligne blanche) par le nom des hernies ventrales ; mais ces hernies n'ont guère lieu que lorsqu'il est arrivé quelque plaie ou quelque abcès qui ont percé les muscles du bas-ventre, ou lorsque les muscles ont souffert quelque grande distension causée par des grossesses ou des hydro - pisies ascites.

Dans ces dernières circonstances, leurs fibres charnues se séparent, s'amassent par paquets les unes auprès des autres, et laissent quelques intervalles par lesquels les parties flottantes du ventre s'échappent.

Le péritoine qui alors s'allonge facilement sort avec ces parties et leur fournit une poche ou un sac ; en quoi les hernies qui se forment de cette manière diffèrent de celles qui sont occasionnées par des plaies ou abcès ou le péri- toine a été percé et a manqué de se réunir, et de celles qui arrivent à l'ombilic lesquelles sont toutes privées de sac.. »

Tel était l'état de la question, lorsque parut en 1746 la dissertation de Lachausse sur les hernies ventrales (loc. cit.). C'était la première fois qu'on leur consacrait une étude spéciale, et il faut bien le dire, Lachausse n'a pas trouvé d'imitateurs ; il n'existe nulle part, à notre connaissance

(1) Mémoires de l'Académie royale de chirurgie, t. I, p. 518, édition de 1819

du moins, dé monographie sur le sujet que nous étudions ;
ous les matériaux concernant l'histoire des hernies ventrales se trouvent dans les traités généraux des hernies
dans lesquels on leur consacre un tout petit chapitre, ou
dans les bulletins des sociétés savantes à propos d'observations isolées, ou dans des articles des dictionnaires sur
la pathologie chirurgicale de l'abdomen. Nous verrons plus
loin quelles sont les causes de cette lacune.

Lachausse, après avoir consacré quelques lignes à des
considérations anatomiques et physiologiques sur la cavité
abdominale et ses parois, donne de la hernie ventrale la
définition suivante : « C'est une tumeur abdominale paraissant partout ailleurs qu'aux anneaux, pouvant contenir l'épiploon, l'intestin, l'estomac, le foie, etc. et se faisant
à travers le péritoine relâché ou rompu, » Il cherche la raison de l'oubli dans lequel on a laissé la hernie ventrale ; il
la trouve dans ce qu'elle a été confondue par beaucoup
d'auteurs avec la hernie ombilicale et décrite avec cette
espèce de hernie.

Pour certains chirurgiens de l'époque en effet, la hernie
ombilicale comprenait non-seulement celle qui se fait à
travers l'ombilic, mais encore à travers une plus ou moins
grande étendue de la ligne blanche. Conséquent avec sa
définition, Lachausse range parmi les hernies ventrales,
les hernies de la ligne blanche et aussi celles qui se font
près des anneaux, il insiste sur cette dernière espèce :
qu'une hernie se fasse dans le voisinage de l'anneau inguinal par exemple, ce sera pour Lachausse une hernie ventrale puisqu'elle ne s'échappe pas par l'anneau lui-même.

Relativement aux lieux d'apparition de ces hernies, il dit
qu'il est difficile de leur assigner un siége fixe, car elles
sortent par une ouverture accidentelle qu'on ne saurait
connaître à l'avance. Cependant, il se demande quels sont

— 15 —

les points faibles de la paroi abdominale. Pour lui, le point qui offre le moins de résistance se trouve à l'épigastre dans le voisinage de l'appendice xyphoïde, là où le péritoine n'est pas recouvert par des muscles. Lachausse cite ensuite quelques observations de ses devanciers, relate les faits de Ledran et comme lui, il admet que les hernies se voient assez souvent au côté externe des muscles droits. Il dit alors en avoir observé une dans un point qui n'avait pas été signalé : la hernie siégeait à la région de l'hypochondre droit.

L'auteur cherche à établir une division des hernies ventrales ; il les envisage par rapport à leur siége, par rapport aux organes qu'elles contiennent. Parmi ces hernies, les unes sont simples, les autres composées : (viscères nombreux contenus dans la poche herniaire, éventration). Elles sont mobiles (réductibles) ou immobiles (irréductibles). Elles ont un sac ou n'en ont pas (suivant la cause). Le collet du sac est large ou étroit, charnu ou aponévrotique.

Les symptômes sont traités avec détail ; on y trouve les signes distinctifs de l'entérocèle et de l'épiplocèle, etc. ; il y a en outre quelques mots de diagnostic différentiel. L'auteur admet comme accidents possibles de ces hernies : l'engouement, l'inflammation, l'étranglement, la gangrène, l'anus contre nature. Arrivant aux causes, on trouve notés : la faiblesse native des fibres musculaires, leur absence possible, les efforts violents, les blessures récentes et anciennes, les grossesses etc. Suivent quelques considérations sur la manière d'agir de ces causes et sur le mécanisme de l'étranglement. La dissertation se termine par quelques mots sur le pronostic et par des développements sur le traitement ; il y est question de la cure palliative, radicale et des procédés opératoires dans le cas d'étranglement.

Tel est en peu de mots le résumé du travail de Lachausse.

Pour la première fois, nous voyons la hernie ventrale trai-tée d'une manière un peu complète, Cette dissertation re-late un certain nombre de faits intéressants, et nous fait connaître l'état de la science sur les hernies à cette époque. Peut-être l'auteur est-il resté un peu trop dans les généra-lités, mais dans une étude sur les hernies ventrales, il n'est guère facile de faire autrement.

. Arnaud (1) (1749) dit que les hernies ventrales sont celles qui se font à la surface du ventre excepté par ses orifices naturels. Il les confond avec les hernies de la ligne blanche.

Entre autres causes, il note la déchirure du péritoine par un corps contondant sans plaie à l'extérieur. Il considère ces hernies comme incurables, qu'elles arrivent par dilata-tion ou par rupture. L'étranglement est moins à craindre que dans les autres espèces, mais quand il survient, les suites de l'opération sont dangereuses, car on la fait trop tard, parce que les accidents en imposent (marche lente de l'étranglement.)

Quelques années plus tard (1764), Klinkosch insère un article dans les *dissertationes Pragenses* (2). Cet article est riche en indications bibliographiques.

Après avoir défini la hernie ventrale : une hernie qui paraît ailleurs qu'aux anneaux naturels, soit à travers les fibres des muscles séparées les unes des autres et formant des interstices, soit par suite du relâchement des aponé-vroses, Klinkosch dit que le siége des autres hernies est connu (aux anneaux), mais qu'il ne saurait en être de même des hernies ventrales ; il faut dès lors les désigner sous le nom de la région ou elles se montrent. Il considère comme hernies ventrales les hernies diaphragmatique, lombaire,

(1) Traité des hernies, t. I.
(2) Programma, quo divisionem Herniarum, novam que herniœ ven-tralis speciem proponit. Dissert., prag., V, I.

ovalaire, ischiatique, périnéale, vaginale. Revenant aux hernies ventrales de la paroi abdominale antérieure, il dit qu'on les a vues s'échapper par dix endroits différents : 1° près de l'ombilic ; 2° sur la ligne blanche au-dessus et au-dessous de l'ombilic ; 3° sur la ligne semi-lunaire (de Spigel) (à ce propos, Klinkosch renvoie à Ledran (voir plus haut) ; 4° à la région épigastrique ; 5° à la région iliaque ; 6° sur un des côtés de la région hypogastrique ; 7° au-dessus des pubis ; 8° près de l'anneau ; 9° dans la gaîne des muscles droits ; 10° à travers les autres muscles de l'abdomen. Enfin, lorsque toute la paroi abdominale relâchée forme un énorme sac, c'est encore une hernie ventrale pour Klinkosch. Considérant les hernies ventrales au point de vue de l'organe déplacé, il dit qu'il n'est pas d'organe abdominal qui ne puisse y être contenu, et, à ce propos, il signale pour la première fois le déplacement du ligament rond du foie (veine ombilicale oblitérée chez l'adulte et contenue dans le bord du ligament falciforme du foie). La hernie qui contenait la veine ombilicale oblitérée s'était faite au niveau de la première intersection tendineuse du muscle grand droit de l'abdomen du côté droit. Klinkosch termine en citant quelques cas de hernies ventrales multiples et dit ensuite quelques mots de celles qui contiennent des diverticules de l'intestin.

Dès maintenant, dans la crainte de fastidieuses et inutiles répétitions, nous allons être beaucoup plus bref dans nos citations.

Richter (1) confond dans une même description les hernies ventrales et celles de la ligne blanche. Il les divise en hernies qui n'ont point de sac (plaies pénétrantes) et s'é-

---

(1) Traité des hernies, 1784. Traduction avec notes par Rougemont. Bonn, 1787. Paris, 1799, t. I, p. 207 et suiv.

Reignier.   3

chappant par une fente à travers les muscles et hernies avec sac formées par la distension des muscles ainsi que du péritoine. Ces dernières ont une base très-large et un volume considérable. Parlant des accidents, il considère l'engouement comme cause puissante d'étranglement. Quant à ce dernier, il est en raison inverse du volume de la hernie : plus elle est petite, plus elle s'étrangle facilement, et plus les accidents sont violents. Il signale la rupture possible des grosses hernies à la suite des contusions.

Desault et Chopart (1) séparent nettement les hernies ventrales des hernies de la ligne blanche ; elles se font au côté externe de l'un des muscles droits beaucoup plus rarement en arrière.

Sabatier (2) n'établit aucune différence entre les hernies de la ligne blanche et les hernies ventrales. Rien de particulier concernant les causes. Il divise ces hernies en grosses, moyennes et petites. Les grosses sont les éventrations ; les moyennes ne lui offrent rien de particulier à signaler. Quant aux petites, il présume qu'elles peuvent donner lieu à des accidents qu'on méconnaîtra, si l'on n'est pas attentif. Si l'étranglement survenait, Sabatier dit qu'il faudrait agir comme pour la hernie ombilicale.

Nous voici arrivé à Astley Cooper (3). Nous allons exposer les idées de l'illustre chirurgien anglais. Selon A. Cooper, toute hernie qui sort à travers la partie antérieure ou les parties latérales de l'abdomen, mais non à l'ombilic ou aux anneaux, est une hernie ventrale. Les hernies de la ligne

(1) Traité des maladies chirurgicales de la poitrine et du bas-ventre. An. IV.

(2) Médecine opératoire, 2e édit., 1810, t. III.

(3) Traité des hernies (1804-1807), in œuvres chirurgicales ; traduction de Richelot et Chassaignac. Paris, 1837.

blanche sont des hernies ventrales et ce sont les plus fré
quentes. L'analogie avec les hernies ombilicales est complète : il n'y a de différence que dans la situation. Parlant
du siége des hernies ventrales, il dit que dans trois cas
observés par lui, la hernie était située sur le trajet de la
ligne semi-lunaire (de Spigel), et dans ces trois cas, elle se
trouvait au-dessous du niveau de l'ombilic.

Les symptômes des hernies ventrales sont les mêmes que
ceux de l'ombilicale, avec cette différence qu'elles peuvent
contenir l'estomac, d'où plusieurs signes spéciaux.

Cooper passe ensuite en revue les causes que nous avons
déja appris à connaître, puis il dit : « que les ouvertures
vasculaires situées dans la ligne semi-lunaire et à travers
les fibres musculaires sont quelquefois originellement trop
grandes, et alors les viscères peuvent trouver une issue
facile à travers ces ouvertures. » Plus loin, il divise les
hernies en réductibles et irréductibles, donne d'excellents
conseils pratiques pour l'application des bandages qui
conviennent à ces hernies, dit quelques mots sur la manière de débrider en cas d'étranglement (voir plus loin),
et conseille de faire une incision comme pour la hernie
ombilicale. En résumé Cooper signale d'une manière particulière les hernies ventrales qui se font sur le trajet de la
ligne semi-lunaire, et il cherche à expliquer leur présence
à cet endroit par des considérations anatomiques.

Lawrence (1) adopte la marche suivie par Cooper même
définition, même décision, etc. Au chapitre des causes,
il discute l'hypothèse de Cooper : « De petits vaisseaux
sanguins et des filets nerveux se portent vers la peau
en traversant les muscles de l'abdomen ; on a imaginé
que les ouvertures qui leur donnent passage peuvent,

____

(1) Traité des hernies, 1818. Traduction de J. Cloquet et Béclard.

qüand elles sont plus [grandes que d'ordinaire, favo-
riser la formation des hernies ; cette explication me parait
douteuse, car on n'en voit pas sur la ligne blanche où les
hernies sont fréquentes, et quoi qu'elles soient très-nom-
breuses sur les aponévroses de l'oblique externe, elles sont
fermées en haut du côté de l'abdomen par les muscles
placés derrière cette aponévrose. » Rien à noter en plus.
A la fin, parlant des distensions des parois abdominales
causées par affaiblissement : c'est ce que, dit-il, on appelle
en France une éventration.

En 1845, Fournier de Lempdes, dans sa thèse inaugurale (1) sur les hernies de l'ombilic et de la ligne blanche,
consacre quelques lignes aux hernies ventrales proprement
dites. Parlant du siége de ces hernies, il admet que le lieu
où les parois abdominales paraissent offrir le moins de
difficultés à leur formation, paraît être la gaîne des muscles
droits, en dedans ou en dehors de ces muscles. Pour lui,
la plupart des hernies ventrales sur la ligne semi-lunaire
dont parle A. Cooper devaient passer par cette gaîne.

En 1849, Cruveilhier dans son grand traité d'anatomie
pathologique (2), étudiant les hernies au point de vue général, les divise en plusieurs genres. Dans son 4e genre, il
range les éventrations ou hernies ventrales résultant du
relâchement ou de la dilatation avec amincissement des
parois abdominales. Ces éventrations peuvent se rencontrer sur tous les points de ces parois, et alors il passe en
revue l'éventration de la ligne blanche, des parties latérales, diaphagmatique, périnéale, vaginale, etc. Dans son
5e genre, il place les hernies par éraillement qui consistent
en des déplacements viscéraux à travers des anneaux accidentels produits par éraillement, c'est-à-dire par écarte-

(1) Thèse de Paris, 1845.
(2) Tome I.

ment des fibres aponévrotiques ou musculaires. La hernie ventrale d'A. Cooper, d'après Cruveilhier, est une hernie par éraillement qui a lieu aux dépens de la portion d'aponévrose abdominale qui est en dehors des muscles droits.

Il ne nous reste plus pour finir qu'à présenter l'état actuel de la question d'après nos auteurs classiques : Boyer, Velpeau, Malgaigne, Vidal de Cassis, Nélaton et Jamain etc. ; il comprennent sous le nom générique de hernies ventrales, les hernies qui se font sur les parois antérieure et latérales, dans des points autres que la ligne blanche. Leur siége est variable : la gaîne du muscle droit antérieur à la suite d'une rupture du feuillet postérieur de cette gaine (Ledran) ; l'espace compris entre les fausses côtes et la partie postérieure de l'os des îles (J. L. Petit) la ligne courbe située au côté externe du muscle droit (A. Cooper). Elles sont traumatiques ou spontanées ; elles contiennent de l'épiploon, de l'intestin, etc. Puis, l'un d'eux, Jamain (1), termine ainsi son article : « En présence de tumeurs aussi différentes par leur siége, par leur origine et qui, somme toute, se présentent assez rarement à l'observation, il est difficile de tracer une histoire générale de la hernie ventrale ; nous pourrions tout au plus formuler quelques généralités applicables d'ailleurs à toutes les autres espèces de hernie ; Bornons-nous donc à dire que toutes ces hernies sont pourvues de sac, même celles qui succèdent à des lésion traumatiques, que leur forme et leur pédicule sont variables et en rapport avec l'ouverture par laquelle les viscères se sont engagés. Quant au traitement, nous n'avons également rien de particulier à indiquer. »

Voilà des paroles bien peu encourageantes pour ceux qui voudraient écrire une histoire des hernies ventrales. A notre avis, de l'étude des hernies ventrales peuvent résulter

(1) Pathologie de Nélaton, t. IV.

quelques considérations intéressantes et utiles à connaître
et non pas seulement de simples formules sur des généralités applicables à toutes les espèce, de hernies. Si en effet
l'on consulte notre historique, on voit bien tous les auteurs
signaler la variabilité de siége et d'origine de ces hernies;
quelques-uns d'entre eux cependant ont cherché à leur
assigner un siége fixe en se basant sur des considérations
anatomiques. Klinkosch, A. Cooper surtout, disent avec
insistance qu'on peut les observer sur le trajet de la ligne
semi-lunaire. Ce dernier auteur mentionne trois cas de
hernies situées sur la partie inférieure de cette ligne, et
donne quelques conseils sur la manière de les débrider. Eh
bien, tout récemment, M. Daniel Mollière, chirurgien en
chef désigné de l'Hôtel-Dieu de Lyon, a voulu distraire du
groupe des hernies ventrales une espèce à laquelle il donne
le nom de hernie de la ligne semi-lunaire. Dans une note
présentée à la Société de chirurgie en 1877, et qui contient
outre une observation personnelle, huit observations prises
dans les auteurs, il cherche à poser des règles fixes sur le
sens à donner à l'incision pour le débridement en cas d'é-
tranglement de ces hernies. On peut faire à M. D. Mollière
le reproche d'avoir donné comme nouvelle une hernie qui
a été signalée par Klinkosch et étudiée plus tard par
A. Cooper. On peut lui reprocher encore de n'avoir pas
dit ce que c'était que la ligne semi-lunaire, ou du moins
ce qu'il entendait par ce mot. Enfin, en 1878, M. Félix
Terrier a présenté à la Société de chirurgie l'observation de
son malade de Bicêtre qui avait une hernie ventrale étranglée située sur la ligne semi-lunaire de Spigel, et pour
laquelle il a pratiqué avec succès la gastrotomie.

Voilà des faits qui donnent de l'intérêt à l'étude des
hernies ventrales.

Devons-nous nous borner à étudier simplement les her-

nies qui se montrent sur le trajet de la ligne semi-lunaire?
Pas tout à fait, et cela pour deux raisons principales.

1° Nous ne pensons pas qu'on puisse assez individua-
liser les hernies de la ligne semi-lunaire pour essayer de
leur consacrer une description spéciale, car les hernies
voisines de cette ligne peuvent avoir les mêmes symptômes, et réclamer en cas d'étranglement le même manuel
opératoire. Nous comptons donc nous occuper des hernies
ventrales des parois antérieure et latérales de l'abdomen (1).

2° A la Faculté de médecine de Paris, il n'existe pas de
thèse sur les hernies ventrales en général. C'est une petite
lacune à combler. Nous avons donc cru bien faire en cher-
chant à présenter réunis les principaux faits concernant
ces espèces de hernies.

DÉFINITION.

SENS DU MOT ÉVENTRATION.

Nous donnons le nom de hernies ventrales aux hernies
qui se montrent sur les parois abdominales antérieure et
latérales dans d'autres points que la ligne blanche, et qui
trouvent moyen de s'échapper à travers un écartement
anormal ou accidentel des fibres musculaires ou aponévrotiques, ou au niveau d'une cicatrice ou d'une portion de
paroi affaiblie et amincie.

Cette définition élimine les hernies de la ligne blanche.

---

(1) Nous laissons de côté la hernie lombaire de J. L. Petit. Voir
pour cette hernie ventrale : Bulletins de l'Académie de médecine, communication de Larrey, 1869, p. 135 et Hardy (A.), ibid., p. 124.

Cependant beaucoup d'auteurs, les anciens surtout, les confondaient avec les hernies ventrales dans une description commune. Cela était loin d'être irrationnel. Les hernies de la ligne blanche, en effet, sont bien des hernies ventrales ; ce sont même les plus fréquentes ; mais l'usage veut qu'on les décrive à part, et nous nous y conformons. La cause en est probablement dans leur fréquence même comparée à la rareté des autres hernies ventrales ; dans leur situation fixe sur la ligne médiane ; dans leurs nombreuses analogies avec les hernies ombilicales de l'adulte, etc.

Autrefois, étaient considérées comme hernies ventrales les hernies qui se font dans le voisinage des anneaux, mais ne passant pas par l'anneau lui-même. Aujourd'hui, il n'en est plus de même, et à juste titre ; la hernie adombilicale de Gerdy est une variété de hernie ombilicale, tout comme les hernies qui se font dans le voisinage immédiat du trajet inguinal constituent autant de variétés de hernies inguinales.

Ceci posé, il n'est peut-être pas inutile de se rendre compte de ce que l'on entend par une éventration. Si le verbe vulgaire éventrer est compris tout de suite de la même façon par tout le monde, il ne paraît plus en être tout à fait de même du substantif scientifique éventration qui a jusqu'à six acceptions différentes.

1° L'éventration est simplement le synonyme de hernie ventrale.

2° Cela indique seulement une hernie ventrale énorme.

3° C'est un nom générique par lequel on distingue les déplacements survenus à la suite des solutions de continuité des parois abdominales et après la cicatrisation des téguments.

4° L'éventration consiste dans l'absence congénitale

d'une portion très-étendue de la paroi abdominale antérieure.

5° C'est un mode de déplacement qui résulte du relâchement ou de la dilatation avec amincissement des parois
abdominales, d'où l'expression : hernie par éventration.

6° Enfin, c'est la procidence de l'abdomen, fréquente
chez les femmes qui ont eu des grossesses multipliées et
résultant de l'extrême relâchement des parois abdominales
en avant ou de la distension de la ligne blanche (ventre en
besace, *venter propendulus*).

Est-il possible, après cela, de considérer comme absolument synonymes, ainsi que le font plusieurs auteurs con-
temporains, les expressions : hernie ventrale, éventration?
Nous ne le pensons pas, car certaines éventrations ne sont
pas des hernies. Peut-on, en effet, considérer comme telles
les cas dans lesquels la paroi abdominale manquant dans
une grande étendue, les viscères pendent à l'extérieur? Il
est bien difficile alors de dire que les organes abdominaux
se sont déplacés, puisqu'ils n'ont pour ainsi dire pas habité
la cavité abdominale qui se trouve toute grande ouverte en
avant : c'est une monstruosité, ce n'est pas une hernie.
Pareil raisonnement s'applique aux cas dans lesquels, par
une cause quelconque, les parois abdominales distendues
et relâchées se sont soulevées dans une très-grande
étendue, de manière à former une tumeur qui contient la
plupart des viscères abdominaux et même l'utérus à l'état
de gestation : cette tumeur n'est en somme qu'une sorte
d'expansion de la cavité abdominale ; c'est une difformité,
ce n'est pas une hernie. Quant à nous, lorsque nous nous
servirons du mot éventration, ce sera pour désigner un des
modes de formation des hernies ventrales, car c'est pour
nous le synonyme de relâchement avec amincissement
dans un point variable des parois abdominales.

Reignier.   4

ÉTIOLOGIE ET PATHOGÈNIE.

Uniquement pour la commodité de l'étude, nous divisons les causes des hernies ventrales en deux catégories, suivant qu'elles sont internes ou externes. Ces deux sortes de causes sont elles-mêmes subdivisibles en plusieurs groupes qui peuvent être tributaires les uns des autres.

Causes internes. — 1ᵉʳ *groupe*. Il faut mentionner les grossesses, les tumeurs intra-abdominales, l'embonpoint excessif, l'excès de graisse dans le grand épiploon (Ledran), les hydropisies ascites.

Voilà autant de causes prédisposantes puissantes et qui agissent à peu près de la même façon. D'abord, les parois abdominales, considérablement distendues, sont devenues plus vulnérables ; ensuite, une fois la distension disparue, on se trouve en présence de ses effets : les parties relâchées, amincies, ont perdu beaucoup de leur élasticité et de leur force de résistance, d'où facilité de rupture à la suite d'un effort, d'un violence même peu considérable.

S'agit-il de grossesses répétées, on constate les modifications suivantes dans l'état des parois abdominales : les aponévroses sont amincies: les mailles très-serrées dont se compose leur tissu se sont agrandies d'une façon insensible, de manière à former de véritables ouvertures. « Il semble, dit Velpeau (1), que ces éraillures des aponévroses, tiennent à ce que la toile celluleuse qui en forme la trame fondamentale se rompt véritablement pendant que leurs fibres proprement dites ne font que s'écarter. » Les fibres musculaires, écartées les unes des autres, tassées en cer-

____

(1) Traité d'anatomie chirurgicale, t. I, p. 37.

tains points, peuvent former un certain nombre d'interstices ou anneaux accidentels ; les pertuis pour le passage des vaisseaux et des filaments nerveux destinés aux téguments ont augmenté de diamètre.

S'agit-il d'un embonpoint considérable, la graisse envahit l'épaisseur des parois abdominales; des pelotons adipeux s'observent le long des vaisseaux, dans les intervalles des fibres musculaires, etc. Qu'une maigreur extrême survienne rapidement dans ces conditions, par suite de la disparition des pelotons graisseux, nombre de petits interstices se trouvent formés dans l'épaisseur même des parois. Dans tous ces cas, la formation de la hernie est facile à comprendre : sous l'influence d'efforts répétés, de contractions musculaires, les viscères abdominaux tendent à s'échapper par les points où la résistance est moindre, c'est-à-dire au niveau de petits interstices, dont il vient d'être question ; ils poussent le péritoine à travers ces interstices, le forcent à s'y insinuer, et au bout d'un temps variable, le déplacement s'est effectué et la hernie s'est produite.

2e Groupe. — Il a trait à des dispositions anatomiques particulières des parois abdominales : forme du ventre étudiée par J.-L. Petit et que l'on pourrait appeler ventre à double saillie (voir l'historique) ; ventre à triple saillie de Malgaigne ; faiblesse de certains points de la paroi abdominale dont la cause doit être cherchée dans la présence d'ouvertures aux aponévroses, et d'anneaux anormaux ou interstices entre les fibres musculaires ; dans le diamètre naturellement trop grand des pertuis vasculaires (A. Cooper) ; dans le developpement anormal et localisé de petits pelotons adipeux sous-péritonéaux et qui tiennent par une pédicule à la membrane séreuse.

- Les formes du ventre signalées par J.-L. Petit et par Malgaigne modifient probablement les conditions de résistance des parois abdominales : par suite de cette disposition, il y a une production de points faibles au niveau desquels les hernies apparaissent avec facilité. Quant aux pelotons graisseux isolément et anormalement développés, ils agissent de la façon suivante : pressés d'un côté par les viscères abdominaux, de l'autre par la couche musculeuse et aponévrotique du ventre, ils écartent, éraillent les fibres aponévrotiques, se créent des ouvertures et entraînent le péritoine derrière eux, d'où formation d'une petite hernie difficile à distinguer selon la remarque de Malgaigne des hernies avec adhérence de l'épiploon. Ces hernies graisseuses ont pour siége de prédilection la ligne blanche, mais il ne paraît pas irrationnel d'admettre la possibilité de leur présence sur les parties latérales.

Quant aux pertuis vasculaires, aux anneaux accidentels des aponévroses et des muscles, ce sont autant de petites portes ouvertes que le péritoine pressé par les viscères sous l'influence d'efforts répétés, parviendra tôt ou tard à enfoncer. Les causes que nous examinons actuellement sont souvent ignorées ; voilà pourquoi l'on dit que les hernies qui en sont la suite sont d'origine spontanée.

3º *Groupe.* — Il comprend certaines affections des parois abdominales : abcès, furoncles, anthrax (Cranz) (1). Dans ces cas, il y a perte de substance plus ou moins étendue et plus ou moins profonde dans un point de la paroi ; par suite affaiblissement à ce niveau, et relâchement facile avec dilatation sous l'influence de la pression intérieure des viscères.

____

(1) Cité par Richter.

Causes externes. — Ce sont les causes de beaucoup les
plus fréquentes. Nous passerons successivement en revue
les plaies pénétrantes et non pénétrantes, les plaies contuses, les contusions.

1° *Plaies pénétrantes*. — Elles résultent de l'action d'un
instrument piquant ou tranchant, ou sont faites par le
chirurgien : opération césarienne, ovariotomie, gastrotomie,
ligature d'artère, etc. Elles sont suivies d'une cicatrice
dont l'étendue et la largeur sont en rapport avec l'étendue
de la plaie et la manière dont les parties se sont réunies.
Si le lieu qu'occupe cette cicatrice n'est pas soutenu, il
s'y produit facilement une hernie : « La partie qui avait
été blessée ne jouit plus de la contraction des fibres charnues ; elle n'oppose que la ténacité inhérente au tissu ino-
dulaire, propriété qui a des limites déterminées, tandis que
la puissance des muscles peut s'accroître d'une manière
considérable par leur contraction (1). » En en mot, ainsi
qu'on l'a dit, la cicatrice fait l'effet d'un bouchon obtura-
teur qui n'a plus qu'une résistance passive, mais dès que
la puissance l'emporte sur la résistance, la partie cède, se
relâche, et une hernie est produite (éventration). Quelquefois à la suite de plaie pénétrante cicatrisée, on n'observe
pas de hernie consécutive : c'est qu'alors la cicatrice est
parfaitement linéaire (Cruveilhier), ou bien qu'il y a eu une
inflammation des parties sous-jacentes d'où résultent des
adhérences assez étendues (Delpech).

2° *Plaies non pénétrantes cicatrisées*. — La situation est
la même que lorsqu'il s'agit d'un abcès (1), etc. La partie est

(1) Jarjavay. Anatomie chirurgicale, t. II, p. 468.
(2) Un cas de hernie ventrale, venue après une incision pour évacuer un abcès de l'abdomen, est rapporté dans le 1er volume des Mis-
cellaneous writings de Schuker (Lawrence).

d'autant plus faible que la plaie a été plus profonde. Même mécanisme pour le déplacement, par conséquent.

3° *Plaies contuses et contusions.* — Le résultat presque constant de ces violences est un affaiblissement au niveau du point contus. Quand il y a plaie contuse, il existe une destruction plus ou moins complète et plus ou moins profonde de la paroi abdominale. Après la guérison, il y a évidemment diminution de résistance au niveau de l'ancienne plaie.

Lorsqu'il s'agit d'une contusion sans lésion des téguments, la situation est un peu plus complexe : il peut y avoir rupture musculaire ou aponévrotique avec épanchement de sang plus ou moins considérable. Une fois le sang résorbé, si les muscles ne se cicatrisent pas, on comprend que les viscères puissent se déplacer facilement à travers l'écartement de leurs fibres. Si le péritoine est rompu en même temps que les muscles, les intestins peuvent venir se loger immédiatement sous la peau ainsi que cela s'est vu dans le cas de Plaignaud (1).

Si une cicatrice musculaire se forme, elle constitue un point faible pour les raisons que nous avons appris à connaître.

Quand la contusion a été légère, il arrive souvent que l'on ne peut savoir s'il y a rupture. Cependant, au bout d'un temps variable, l'on voit les téguments se soulever et former une tumeur présentant tous les signes d'une hernie. Dans ce cas, on peut admettre qu'il s'est produit au niveau du point contusionné une perturbation nutritive qui a amené une sorte d'atrophie des éléments anatomiques et par suite une grande faiblesse.

(1) Journal de Desault, vol. I, p. 377.

Nous croyons devoir, en terminant, citer quelques causes
occasionnelles notées dans les observations : coup de pierre
(Klinkosch), coup de bâton, balle morte (Delpech) (1), une
chute d'un lieu élevé dans l'eau (Vidal de Cassis) (2), atta-
ques d'éclampsie pendant l'accouchement (P.-L. Verdier);
soulèvement d'un fardeau chez une femme enceinte (Heister) (3), action de se suspendre par le bras (Gunz chez un
enfant) (4), boulet à la fin de sa course (Larrey). Dans ce
cas, Larrey pense qu'un corps métallique tel qu'un bouton
ou une pièce de monnaie avait dû concentrer l'action du
projectile dans un seul point de la paroi, là ou s'était faite
la rupture aux muscles, car les téguments restés intacts,
pressés circulairement dans une grande étendue, avaient
cédé grâce à leur élasticité.

Il nous resterait à faire connaître les points faibles de la
paroi abdominale à l'état normal, mais comme les auteurs
sont loin d'être d'accord, nous n'en parlerons pas ; il serait
peut-être intéressant de faire quelques expériences pour
être fixés sur ce sujet.

En résumé, par l'examen des causes précédemment étu-
diées, on arrive :

1° A admettre l'ancienne division des hernies ventrales
en deux classes : les hernies d'origine traumatique et les
hernies d'origine spontanée.

2° A retrouver au point de vue du mécanisme du développement les deux genres de Cruveilhier : les hernies par
éraillement, et les hernies par éventration.

Nous tenons à faire quelques remarques au sujet de ces
dernières : Cruveilhier a de la peine à considérer, comme

(1) Maladies chirurgicales.
(2) Pathologie externe, t. IV, p. 129, 5e édit., 1860, obs.
(3) Haller. Disp., t. III.
(4) Ibid.

hernies véritables, les hernies ventrales produites par le relâchement des parois abdominales ; il a raison s'il s'agit d'un relâchement extrêmement étendu. Nous avons vu que dans ce cas, la tumeur constitue une sorte d'expansion de la cavité abdominale ; cette tumeur a son sommet tourné en avant, et sa base confondue pour ainsi dire avec la paroi abdominale elle-même ; on ne peut pas dire que les viscères contenus dans cette poche soient véritablement réductibles. Supposons, au contraire, un relâchement partiel et peu étendu survenu par une cause quelconque. Ce cas est très-rare, mais il existe ; voici ce qui se produit : la paroi abdominale, au niveau du point affaibli, sous l'influence de l'impulsion répétée des viscères, se dilate, se distend d'une manière considérable, s'amincit de plus en plus en plus, alors que comparativement, les limites qui circonscrivent le point faible résistent efficacement, ou tout au plus s'élargissent d'une façon insensible. Dès lors, il est permis de dire qu'il s'est formé une hernie véritable : la tumeur a sa base à la périphérie, et son sommet répond à l'orifice de sortie des organes abdominaux ; les viscères contenus dans la cavité de cette tumeur sont susceptibles de rentrer dans la cavité abdominale sous l'influence de certaines manœuvres ; de plus, ils peuvent s'étrangler au niveau de l'orifice qui fait communiquer la cavité herniaire, et la cavité de l'abdomen.

FRÉQUENCE DES HERNIES VENTRALES.

Les auteurs sont unanimes pour noter l'extrême rareté des hernies ventrales. A. Cooper dans son immense pratique n'en a observé que 20 cas, et encore dans ce nombre il compte les hernies de la ligne blanche qui, on le sait, sont de toutes les hernies ventrales les plus fréquentes. Défalcation faite de ces dernières, le nombre des hernies ventrales proprement dites observées par le chirurgien anglais, se réduit à cinq.

P. L. Verdier (1) dans ses statistiques de hernies n'a pas oublié, comme Malgaigne, les hernies ventrales. Sur un nombre de 1226 hernies, il a trouvé 11 cas de hernie ventrale dans un lieu autre que la ligne blanche et les anneaux ; il y en avait 5 chez l'homme et 6 chez la femme. M. D. Mollière, pour sa note présentée à la Société de chirurgie, a examiné quelques statistiques de hernies, et n'a pu que constater l'extrême rareté des hernies ventrales ; c'est ainsi que dans les 22 volumes du journal de Malgaigne, il n'a trouvé que deux exemples de hernie ventrale ; dans les statistiques reproduites dans ce journal : Prescot Hewet 36 cas, Poland 18 cas, Testor 172, Boyer 31, Vaucanu 18, total 275, il n'y a pas une seule observation. Dans la collection du journal *The Lancet*, il n'y a qu'une seule observation de hernie ventrale étranglée de 1844 à 1870. Nous même, en parcourant les bulletins de la Société anatomique qui contiennent un si grand nombre d'observations intéressantes et variées, nous avons à peine trouvé deux faits se rapportant au sujet qui nous occupe.

Dans quel sexe, les hernies ventrales sont-elles le plus fréquentes ? D'après la statistique de Verdier, elles sont de l'homme à la femme comme 5 est à 6. Vidal de Cassis fait remarquer que les hernies ventrales d'origine traumatique sont plus fréquentes chez l'homme parce qu'il est plus exposé que la femme aux blessures et aux violences de toutes sortes. Par contre, les hernies dites spontanées seraient plus fréquentes chez la femme parce qu'elle est plus sujette aux occasions de distension de la paroi abdominale

(1) Traité pratique des hernies, p. 244. Paris, 1840.

Reignier.   5

(grossesses, tumeurs intra-abdominales, kystes) et que chez elle aussi le traumatisme chirurgical du bas ventre, est plus fréquent que chez l'homme (ovariotomie, etc.).

Influence de l'âge sur la production des hernies ventrales. — Le fœtus à la fin de la grossesse est-il susceptible de contracter une hernie accidentelle? On ne peut que rester dans le doute à ce sujet. Nous rapporterons cependant plus loin une observation de M. Campenon. Malheureusement, elle manque de détails, et reste ainsi problématique. Mais à la naissance, les parois abdominales peuvent se trouver relâchées dans une assez grande étendue, ainsi que le prouvent les observations de Richter et de Verdier, dans lesquelles, les régions inguinales étaient considérablement distendues.

Pour ce qui est des autres âges, on peut dire que les hernies ventrales sont rares chez les enfants, parce que chez eux, les conditions de distension de l'abdomen ne s'observent guère ; plus fréquentes chez l'adulte et encore plus chez les vieillards; mais le petit nombre d'observations fait qu'on ne doit pas être affirmatif. Du reste, pour être mieux fixé, il faut simplement se reporter à l'examen des causes.

Les hernies traumatiques sont de beaucoup plus fréquentes que les hernies spontanées: 9 fois sur 10 on a affaire à une hernie traumatique.

Le petit nombre d'observations ne permet pas de dire si les hernies ventrales se montrent plus souvent d'un côté que de l'autre.

LIEUX D'APPARITION DES HERNIES VENTRALES. — FRÉQUENCE SUIVANT LES RÉGIONS.

Tous les auteurs ont noté l'extrême variabilité de siége des hernies ventrales ; cependant, on les observe plus souvent à certains endroits qu'à d'autres. Il est bien évident que les hernies, suite de plaie cicatrisée ou d'une contusion, se voient à l'endroit où a porté la violence, et n'ont par conséquent aucun siége fixe. Mais parmi les hernies traumatiques, il en est que l'on n'observe que dans certaines régions : ce sont celles qui surviennent à la suite d'une rupture de cause interne, d'un effort par exemple. L'expérience démontre que les ruptures musculaires ou aponévrotiques se voient presque exclusivement au niveau des grands droits de l'abdomen : la rupture des muscles larges est exceptionnelle, car, on ne connait que le cas de Jarjavay (1) : il s'agissait d'une rupture de quelques fibres aponévrotiques du muscle grand oblique du côté droit, à un travers de doigt au-dessus du canal inguinal à la suite d'une torsion du tronc vers le côté opposé. Quand la rupture s'effectue, c'est presque toujours aux dépens du feuillet postérieur de la gaîne du muscle sterno-pubien. C'est donc dans la région antérieure que l'on verra le plus souvent les hernies suite de rupture.

Les hernies dites spontanées (par éraillement) paraissent se montrer plus fréquemment dans certaines régions. D'une façon générale on peut formuler les remarques suivantes :

1° La hernie se forme d'autant plus facilement que le trajet vasculaire par lequel elle s'échappe est plus direct, d'autant plus difficilement qu'il est plus oblique.

(1) Traité d'anatomie chirurgicale, t. II, p. 467.

2° Au niveau des anneaux musculaires, la hernie s'échappe d'autant mieux que la couche musculaire est plus simple.

Si l'on examine la région antéro-latérale de l'abdomen, par ordre de fréquence décroissante d'apparition des hernies ventrales, il semble qu'elle puisse être subdivisée en 3 régions secondaires : 1° La région de la ligne semi-lunaire de Spigel ; 2° La région du muscle sterno-pubien ; 3° la région des autres muscles de l'abdomen.

1° *Ligne de Spigel*. Il existe un certain nombre de faits bien constatés de hernies situées sur cette ligne. Dans tous les cas, la hernie s'était montrée au-dessous du niveau de l'ombilic. Pourquoi cette tendance des hernies ventrales à se faire sur le trajet de la ligne semi-lunaire ? Parce qu'à ce niveau, la paroi abdominale est simplement aponévrotique, ainsi qu'on peut le voir sur une coupe horizontale de la paroi. La ligne de Spigel fait suite d'une part aux fibres du transverse, d'autre part, elle limite le bord externe du muscle sterno-pubien ; en avant d'elle se trouvent les aponévroses des obliques. On sait comment résiste la ligne blanche, c'est-à-dire à la manière des aponévroses et non des muscles ; on sait que les causes de distension de la cavité abdominale ont facilement raison d'elle, et que les hernies qu'on y observe se voient assez fréquemment; eh bien, pour nous, la ligne semi-lunaire résiste à la manière de la ligne blanche : elle représente pour ainsi dire la ligne blanche des parties latérales, c'est-à-dire qu'elle représente la région des parties latérales qui se laisse le plus facilement dilater, érailler d'où la fréquence relative des hernies à son niveau. Mentionnons en plus le trajet assez direct de ses canaux vasculaires. Dans tous les cas, la hernie était située au-dessous du niveau de l'ombilic. La cause en est probablement dans la situation déclive, la pression des viscères sous l'influence des contractions musculaires nous paraissant plus forte sur la moitié inférieure que sur la moitié supérieure de la ligne de Spigel.

2° *Région des muscles droits.* Noes connaissons plusieurs observations de hernie au niveau de ces muscles. Dans deux cas, la hernie siégeait au niveau d'une intersection tendineuse ; dans deux autres cas, elle était dans la gaîne même des muscles. Dans ces quatre observations, la hernie s'était montrée sur la moitié supérieure du grand droit. Il est difficile de donner la raison anatomique de ces faits. Peut-être, pour le mode de formation de ces hernies, pourrait-on faire intervenir une disposition particulière du fascia transversalis. On sait que ce fascia , décrit pour la première fois par A. Cooper, a une disposition des plus variables et sur laquelle les auteurs disputent encore aujourd'hui. Quelquefois son bord interne, au lieu de se fixer au bord externe de la gaîne du muscle droit, glisse en arrière et va s'entrecroiser dans la ligne blanche avec celui du côté opposé (1). Dans ce cas, il existe rarement à l'état de feuillet continu et peut revêtir la forme d'une toile celluleuse à mailles plus ou moins larges. Que les filaments qui circonscrivent ces mailles viennent à se tasser dans certains endroits, il en résultera de petites inégalités linéaires contre lesquelles viendront buter les efforts des organes abdominaux, d'où production de fossettes en miniature, de petits interstices dans lesquels le péritoine, pressé par les viscères, pourra s'insinuer.

3° *Région des autres muscles de l'abdomen.* — Dans cette région, les hernies ventrales spontanées constituent une

____

(1) Robin. Thèse inaug., 1846.

rareté : la raison en est qu'elles éprouvent de grandes difficultés à se produire, à cause de la disposition anatomique
de la paroi : d'abord, les trajets vasculaires ont une direction oblique , ensuite les muscles larges sont disposés suivant trois plans; pour que la hernie se forme facilement,
il faut non-seulement qu'il existe des interstices ou anneaux accidentels entre les fibres musculaires, mais encore
que ces interstices se correspondent, ce qui est exceptionnel.
Du reste, la simple contraction des muscles, à cause de la
direction variable des fibres, est susceptible de changer le
rapport des interstices qui par hasard sont situés vis-à-vis
les uns des autres. Quand les interstices ne se correspondent pas, ou qu'il n'en existe qu'un seul dans le muscle le
plus profond, les viscères cheminent plus ou moins obli-
quement dans l'épaisseur des parois abdominales avant de
paraître sous les téguments, ou même ne forment pas de
tumeur à l'extérieur (1).

HERNIES MULTIPLES.

Une hernie appelle une autre hernie, a dit Malgaigne.
D'une statistique de ce chirurgien publiée en 1835, il résulte que les hernies de la ligne blanche se présentent rarement isolées : il paraît en être de même des hernies ventrales proprement dites. Dans l'observation 12 , nous
voyons une hernie ventrale de la région des muscles droits
coïncider avec deux hernies inguinales. L'observation 18
est un exemple de hernies multiples : la hernie située au
niveau d'une intersection tendineuse du muscle sterno-pu-

(1) Cas de Zachar-Vogel (cité par Klinhosch). La hernie située au-
dessus de l'os iliaque ne paraissait pas à l'extérieur. Anat. chirurg.
Bemerkungen, ch. 23.

bien coïncide avec quatre hernies de la ligne blanche. Dans
l'observation de M. Terrier, on voit une hernie de la ligne
semi-lunaire gauche coexister avec une hernie inguinale
du même côté. Enfin dans les auteurs on trouve notée leur
coïncidence avec les hernies ombilicale, crurale, etc.

Les hernies ventrales peuvent être multiples. Lemaire
(cité par Lachausse) a vu une hernie ventrale double : l'une
siégeait le long des os iliaques, et l'autre au-dessus du
pubis où elle formait une sorte d'appendice. Le même auteur a observé une hernie ventrale double coïncider avec
une hernie double de la ligne blanche : les quatre hernies
formaient une espèce de croix ; l'une des hernies était
située à deux travers de doigt au-dessus de l'ombilic,
l'autre à la même distance au-dessous ; la 3° et la 4° de
chaque côté de l'ombilic à peu près à la même distance.
Leriche (cité par Lachausse) a vu trois hernies ventrales
survenir chez une femme grosse qui avait essayé de soulever un lourd fardeau. Enfin, dans deux cas, Pelletan a vu
se former à la suite de grossesses multipliées, un très-
grand nombre de hernies ventrales ; le ventre en était généralement bosselé ; par un taxis plus ou moins méthodique, on parvenait à faire rentrer toutes ces hernies.

ÉVOLUTION DES HERNIES VENTRALES.

La plupart des hernies ventrales, celles par exemple qui
se produisent par le mécanisme de l'éventration, c'est-à-
dire par le relâchement avec dilatation et amincissement
d'une cicatrice, ou d'une portion de paroi affaiblie, ont
une évolution très-simple. Dès que les parties ont cédé, il
y a production d'une tumeur tout de suite visible et qui, si
elle n'est pas soutenue, ne fait qu'acquérir un volume de
plus en plus considérable. Mais quand il s'agit d'une her-

nie survenant par le mécanisme de l'éraillement produit par une petite rupture ou par toute autre cause, la hernie met un temps plus ou moins long pour former tumeur à l'extérieur ; quelquefois même elle ne paraît pas sous les téguments ainsi que le démontrent plusieurs observations. Aussi, croyons-nous qu'il est possible d'admettre deux temps ou degrés dans l'évolution de ces hernies.

1er *Temps.* — La hernie commence à se former : elle se creuse un passage à travers les diverses couches de la paroi abdominale. Le trajet parcouru est direct, oblique ou plus ou moins sinueux, mais la hernie ne forme pas de saillie au niveau des téguments : elle reste située dans l'épaisseur même de la paroi : c'est ce que l'on peut appeler une hernie ventrale interstitielle ou mieux intrapariétale (1).

2e *Temps.* — La hernie paraît à l'extérieur : Elle se présente sous la forme d'une tumeur de volume très-variable et possédant tous les caractères des hernies : c'est à ces hernies ventrales que nous croyons devoir donner le nom de hernies ventrales propariétales. Ce mot convient d'autant mieux, que la hernie ventrale quand elle est volumineuse et qu'elle existe depuis un certain temps, a toujours une tendance à tomber au-devant de la paroi abdominale.

Les hernies ventrales produites par éventration ne peuvent être que des hernies propariétales; toutes les autres espèces peuvent devenir propariétales, ou rester seulement

(1) D'après le professeur U. Trélat, l'expression (hernie interstitielle) est mauvaise, car elle s'applique à un grand nombre de hernies dissemblables : hernies formées dans les interstices des parois abdominales, hernies renfermées dans le canal inguinal, hernies réduites en bloc. (Discussion à la Société de chirurgie, 1878, p. 370).

intra-pariétales. Quant à la durée et à la rapidité de l'évolution, il n'y a rien de particulier à en dire.

C'est à ce point de vue que nous nous proposons d'envisager les hernies ventrales, quand il sera question des symptômes, du diagnostic et du traitement.

ANATOMIE PATHOLOGIQUE.

On doit étudier : 1° les enveloppes de la hernie ; 2° les organes contenus dans la cavité herniaire.

Enveloppes de la hernie. — L'enveloppe la plus interne, celle qui limite la cavité herniaire constitue le sac et est de nature séreuse. Au-dessus du sac on trouve plusieurs couches dont le nombre et la naure varient suivant l'espèce, l'âge, le volume de la hernie. Nous en parlerons plus loin. Pour le moment, c'est le sac qu'il faut chercher à bien connaître.

Le sac est formé par le péritoine plus ou moins distendu et aminci. Il n'y a pas encore bien longtemps (Boyer), on divisait les hernies ventrales en hernies avec sac et hernies sans sac. Au nombre de ces dernières étaient les hernies consécutives aux plaies pénétrantes cicatrisées. A part quelques exceptions (Ruysch par exemple) les anciens chirurgiens n'admettaient pas la réunion des plaies du péritoine, ou ne l'admettaient qu'à demi (Sabatier). Après la division du péritoine par plaie ou par rupture, il restait d'après nos devanciers, une espèce de fente à travers laquelle les viscères s'échappaient pour former une hernie qui se trouvait dépourvue de sac. On ne connaît qu'un seul cas de ce genre, c'est celui de Plaignaud dont il a été déjà question : chez un enfant tombé du premier étage sur le pavé, on observa une tumeur bleuâtre formée par les in-

testins qui s'étaient échappés à travers le péritoine et les
muscles rompus et s'étaient placés immédiatement sous
les téguments; l'enfant mourut quelques heures après
l'accident. Ce cas excepté et d'autres qui pourraient survenir dans les mêmes conditions (1), il est admis aujour-
d'hui que toutes les hernies ventrales d'origine traumatique sont pourvues de sac, parceque les plaies du péritoine se réunissent très-bien et même très-vite : ayant eu
l'occasion d'examiner la paroi abdominale d'un individu
auquel on avait pratiqué la gastrotomie et qui mourut
24 heures après l'opération, nous avons pu constater que,
malgré une péritonite généralisée qui existait avant l'opération, les lèvres de la plaie péritonéale étaient déjà ag-
glutinées, et qu'il fallait un certain effort pour les écarter
l'une de l'autre (2).

Dans les cas de hernie traumatique, il est quelquefois
possible d'apercevoir sur le sac une cicatrice variable en
aspect et en étendue (Goyrand). Du reste, si les viscères
s'échappaient à travers une fente du péritoine, leurs mouvements amèneraient bien vite un tassement du tissu cellulaire voisin qui, sous l'influence du frottement, ne tar-
derait pas à prendre un aspect lisse et poli analogue à une
séreuse.

Sur les hernies volumineuses, le sac est difficile à dé-
montrer : aminci, atrophié pour ainsi dire, il finit tellement par se confondre avec la partie qui le recouvre, qu'il
semble n'être que la surface de cette enveloppe plus exté-
rieure. A. Cooper qui admet cette altération du sac, la con-

(1) Dans le cas de Heulhard d'Arcy, la hernie survenue brusquement
à la suite de quintes de toux, n'avait pas de sac.

(2) Dans deux cas d'ovariotomie où la péritonite avait amené la mort,
M. Félix Terrier a constaté à l'autopsie que les lèvres de la plaie péritonéale étaient parfaitement réunies. (Communication orale.)

sidère comme une véritable destruction due à un travail de résorption.

On doit examiner : 1° le sac lui-même ; 2° l'ouverture qui le fait communiquer avec la cavité péritonéale et qui porte le nom de *collet*.

Le corps du sac a un aspect et des dimensions des plus variables, mais cependant en rapport avec l'orifice de sortie de la hernie ; tantôt il prend la forme d'un petit doigt de gant, ou bien il est disposé en canal plus ou moins sinueux ; tantôt, et c'est le cas le plus fréquent, il a une forme ampullaire ou bien sphéroïdale. Quelquefois il ressemble à un sablier.

Son volume diffère beaucoup, suivant les cas : dans les petites hernies, l'index remplit complétement leur cavité ; dans les grosses, on y introduirait les deux poings et plus.

La face externe du sac présente quelquefois des bosselures dues à des brides aponévrotiques ; elle peut avoir une coloration bleuâtre : dans ce cas, de petits vaisseaux rampent immédiatement sur sa surface ainsi qu'au niveau de l'orifice de sortie de la hernie, ce qui est un argument de plus en faveur de cette hypothèse soutenue depuis longtemps par A. Cooper, qui veut que certaines hernies ventrales s'échappent par des pertuis vasculaires dilatés. Sur la face externe, il n'est pas rare de voir des amas graisseux plus ou moins abondants.

En général, quand la hernie est volumineuse, le fond du sac tend à prendre une position déclive (Cooper). La face interne du sac est en rapport avec les parties contenues. Elle est rarement unie : elle présente souvent un aspect réticulé qui lui donne une certaine ressemblance avec la face interne du cœur. Quelquefois, de cette face interne, partent un certain nombre de cloisons qui divisent la cavité herniaire en autant de petites loges.

Dans plusieurs observations, on a noté une cavité herniaire séparée nettement en deux parties et communiquant par un orifice plus ou moins large : c'est une hernie en bissac ; l'un de ces sacs est superficiel, l'autre peut être situé très-profondément.

Collet du sac. — Il est aussi des plus variables, tant à cause de l'espèce que du siége de la hernie. Sa forme, le plus souvent arrondie, peut être irrégulière ou présenter l'aspect d'une fente linéaire ou elliptique analogue à une boutonnière. Une bride peut le diviser en deux parties dans chacune desquelles s'échappe une anse de l'intestin. Son diamètre est assez étroit, dans certains cas, pour ne laisser passer l'index qu'avec peine ; d'autres fois, on y introduirait facilement les cinq doigts réunis. Son contour peut être aponévrotique ou charnu, et alors il est souple, dilatable, d'où résulte un accroissement rapide du volume de la hernie ; mais le volume peut devenir considérable en peu de temps, alors que le collet est très-étroit (obs. IV). Dans la plupart des cas, le pourtour du collet a la forme d'un anneau fibreux ou calleux à bord arrondi, quelquefois mince et tranchant, mais cependant facilement déchirable avec l'ongle.

Le collet peut se présenter sous la forme d'un pédicule fibreux, ainsi que cela s'est vu dans un cas de hernie traumatique (Cruveilhier).

Il y a des hernies ventrales à collets multiples ; cela doit se voir surtout dans les hernies intrapariétales qui sont obligées, pour devenir propariétales, de prendre une route sinueuse à travers la paroi abdominale et de passer par plusieurs anneaux accidentels.

Quand le collet contracte des adhérences avec les parties contenues, il devient difficile à apercevoir (Cooper).

Autres enveloppes herniaires. — Comme pour les autres espèces de hernies, il est bien difficile de connaître le nombre de couches qu'il faut traverser pour arriver jusqu'au sac. On ne peut rien dire de fixe à cet égard. parce qu'avec le temps il se produit des modifications dans les enveloppes de la hernie ; d'ailleurs, dans certains procédés opératoires en usage en cas d'étranglement, cela importe peu. Nous tenons cependant à consigner certains faits notés dans les observations. Pour simplifier la question, on peut envisager séparément les hernies traumatiques et les hernies spontanées.

Hernies traumatiques. — Quand la hernie succède au soulèvement d'une cicatrice, le sac est superficiel, et pour ainsi dire sous–tégumentaire : on ne trouve au niveau de l'ancien foyer traumatique qu'un tissu cicatriciel plus ou moins épais : aussi faut–il prendre beaucoup de précautions quand on incise les enveloppes herniaires, surtout si la hernie est volumineuse. Cependant, dans un cas de Henry (qui sera rapporté plus loin), quoique la hernie fût sous une cicatrice ancienne de plaie pénétrante, il fallut, pour arriver à découvrir le sac, inciser l'aponévrose de l'oblique interne et diviser encore un fascia plus profond.

Hernies spontanées. — Quand la hernie survient par éventration, l'on doit trouver les diverses couches qui constituent la paroi abdominale, mais considérablement amincies et plus ou moins reconnaissables. D'après Cruveilhier, la graisse sous-cutanée disparaît au niveau de la tumeur et semble être refoulée à la périphérie. En 1701, Méry (1) a pu suivre, au niveau d'une éventration énorme, les trois

(1) Comptes rendus. Acad. Sc., 1701, p. 273. Obs. sur les hernies.

plans aponévrotiques jusqu'uà l'origine des fibres charnues; mais dans ce cas il ne s'agissait pas, à proprement parler, de hernie.

Quand la hernie s'est produite par éraillement, le sac est revêtu de couches variables en nombre et en épaisseur. S'il s'agit d'une hernie intra-pariétale au début de son évolution, le sac est situé très-profondément sous les aponévroses des muscles et, pour arriver jusqu'à lui, il faut inciser presque toute la paroi abdominale. L'évolution continuant, le sac se rapproche de la peau et vient se placer soit au milieu des fibres musculaires, soit sous les aponévroses plus superficielles. Voici du reste ce qui a été noté dans deux observations : ayant affaire à une petite hernie, A. Cooper dut inciser la peau, un fascia non adhérent constitué par l'aponévrose du muscle oblique externe ; plus profondément, un autre fascia ; au-dessous de ce fascia, une couche graisseuse très-épaisse qui recouvrait le sac.

Dans un cas de hernie de la ligne semi-lunaire de Spigel, Theale pour découvrir le sac incisa la peau, le tissu cellulaire sous-cutané et l'aponévrose de l'oblique externe qui était étalée à la surface du sac.

PARTIES CONTENUES DANS LA CAVITÉ HERNIAIRE.

Tous les organes abdominaux ont été rencontrés dans les hernies ventrales. Cela ne doit pas beaucoup étonner, puisque ces hernies peuvent se montrer sur tous les points de la paroi abdominale antérieure.

Pour mieux fixer les idées, nous avons examiné dix-huit observations contenant des détails suffisants, et nous avons trouvé : l'épiploon et l'intestin réunis 7 fois, l'épiploon, 5 fois ; l'intestin grêle, 4 fois ; le gros intestin, 1 fois ; le gros et le petit intestin, 1 fois. L'épiploon a donc été rencontré 12 fois sur 18, ce qui fait les deux tiers des cas ; mais ces chiffres doivent être considérés comme seulement approximatifs, car si l'on examinait un plus grand nombre d'observations on verrait que la présence de l'épiploon est presque constante dans les hernies ventrales. Cela est facile à expliquer. Le déplacement à travers les solutions de continuité par où s'échappe la hernie se fait d'autant plus aisément que l'organe qui leur correspond pourra par sa nature prendre la forme de ces ouvertures. C'est pourquoi la grande majorité des hernies ventrales à leur origine contiennent de l'épiploon, auquel plus tard vient se réunir l'intestin. Par exception, on a noté la présence du foie (Fournier de Lempdes) (1), de la veine ombilicale oblitérée (Klinkosch) (2), et d'autres organes abdominaux parmi lesquels l'estomac. Ce viscère, dont la présence dans les hernies a donné lieu à tant de discussions et n'est pas encore admise par tous les auteurs, se trouve habituellement dans celles qui se montrent à l'extrémité supérieure de la ligne blanche, aux environs de l'appendice xyphoïde, et qui sont connues maintenant sous le nom de hernies épigastriques. On a dit que la hernie du côlon donnait lieu aux mêmes symptômes que celle de l'estomac. Quoi qu'il en soit, dans les hernies ventrales proprement dites, on a noté la présence du ventricule (Cruveilhier).

Si la gastrotomie entre dans la pratique pour certaines hernies intrapariétales étranglées (Félix Terrier), le sac devenu inhabité pourra se remplir de graisse. Cela est, du reste, conforme à cette loi de pathologie générale posée par Cruveilher qui veut que toutes les fois qu'une cavité acciden-

(1) Thèse Paris, 1845, obs. IV, grosse hernie traumatique.
(2) Loc. cit.

tellement développée se débarrasse de son contenu, elle ne tarda pas à se remplir de tissu cellulo-adipeux ; ainsi pourrait se trouver vérifiée l'opinion de Bernutz qui prétend que, dans certains cas, le péritoine que l'on rencontre au centre des hernies graisseuses est le vestige d'un ancien sac herniaire ; que la graisse est consécutivement formée autour de lui, et qu'elle est un des éléments principaux de la cure radicale des hernies.

Ces énormes poches que l'on a vu contenir la plus grande partie des organes abdominaux et même l'utérus gravide, ne doivent pas nous occuper ici, puisque ce ne sont pas de véritables hernies.

ÉTAT DES PARTIES CONTENUES, MODIFICATIONS, ACCIDENTS.

Parler de l'état des organes herniés et de leurs modifications, c'est aborder en quelque sorte l'histoire des accidents des hernies ventrales ; nous serons très-bref, car tout se passe comme dans les autres hernies.

Epiploon. L'épiploon qui, on le sait, est presque constant dans les hernies ventrales, contracte très-rapidement des adhérences avec le sac. Ces adhérences sont le plus souvent complètes ; elles peuvent cacher le collet herniaire, et rendent les hernies irréductibles. L'épiploon, presque toujours placé en avant, forme comme un second sac, comme une enveloppe qui coiffe l'intestin situé plus profondément. Entre autres modifications, l'épiploon peut subir l'hypertrophie graisseuse, l'inflammation et même la dégénération en un pus grumeleux, ainsi que cela s'est vu dans le cas de Ledran.

Intestin grêle. Le plus souvent, il n'y a qu'une anse herniée dont la longueur est très-variable. Dans un cas, la masse entière de l'intestin était contenue dans la hernie.

Dans une poche herniaire disséquée par Arnaud, la partie
de l'intestin comprise dans la hernie était repliée sur elle-
même et embrassait une autre portion de lui-même ; la
partie qui était embrassée etait saine, et celle qui embrassait l'autre était gangrenée.

Gros intestin. Lapeyronie a vu l'intestin côlon descendre
de la longueur d'un pied pour former une hernie ventrale.
Il était adhérent pour une partie de l'épiploon, et par quelques appendices graisseux exactement collés à la surface
interne du sac. Son diamètre était sensiblement diminué
de volume ; il était sans cellules, et ses parois étaient très-
amincies.

Dans une hernie ventrale contenant le cæcum, Gail-
lard (1) a trouvé un corps étranger formé par un amas d'os
de pied de cochon et de noyaux de cerises et recouvert
d'une substance mollasse et veloutée.

Quelquefois le côlon ne se déplace que par une partie de
sa circonférence (Littre) ; c'est une variété de hernie di-
verticulaire.

Les intestins herniés peuvent s'engouer, s'enflammer,
s'étrangler.

Dans les grosses hernies, l'engouement est une cause
puissante d'étranglement (Lachausse) (2). Mais l'étranglement dépend beaucoup d'autres causes ; bord coupant du
collet ; bride qui divise ce collet ; aspect irrégulier de la
face interne du sac d'où se détachent des brides, des espèces de cloisons qui se forment autant de loges dans lesquelles les organes déplacés peuvent s'étrangler, etc., etc

(1) Note de Rougemont dans Richter.
(2) Haller Disput. chir., t. III, p. 207, obs.
Reignier.

SYMPTOMES ET DIAGNOSTIC.

Nous allons envisager séparément les hernies intrapariétales et les hernies propariétales.

Hernies intrapariétales. — Les hernies intrapariétales,
au début de leur évolution, ne forment pas de tumeur à
l'extérieur : ce sont des hernies cachées ; aussi leur sym-
ptomatologie elle est très-vague, et leur diagnostic reste-t-il
le plus souvent incertain. Tantôt, dans un point des parois
abdominales, on ne constate qu'une douleur se présentant
sous forme d'élancements aigus, augmentant et s'irradiant
vers les parties voisines par les mouvements de flexion
du tronc en avant (1). Il est de toute évidence qu'au début
la vraie cause de cette douleur est méconnue, car l'exploration du ventre est absolument négative ; tantôt, avec
cette douleur, existent quelquefois des troubles gastro-
intestinaux variés : nausées, vomissements, tiraillements
d'estomac, coliques, constipation, etc. Ces divers troubles
fonctionnels, remarquables d'ailleurs par leur ténacité
et leur résistance à tout traitement médical, n'ont en
somme pas grande valeur ; mais ils ont pu apparaître à la
suite d'une cause occasionnelle de hernie, un effort, par
exemple ; de plus, ils semblent s'atténuer par le décubitus
dorsal, ce qui peut donner l'éveil et mettre sur la voie du
diagnostic. L'expérience a démontré que dans quelques-uns
de ces cas, la compression par un bandage au niveau du
point douloureux a pu faire disparaître, comme par en-
chantement, et la douleur et les phénomènes qui l'accom-
pagnaient. Autrefois, ces divers accidents étaient attri-

(1) Obs. XIV.

bués au pincement de l'estomac ; il paraît prouvé aujour
d'hui qu'ils peuvent exister, alors même que cet organe ne
fait pas partie de la hernie.

Quand la hernie intra-pariétale est plus rapprochée des
téguments, par une exploration attentive et lorsque l'embonpoint du sujet n'est pas trop considérable, on peut constater l'existence de quelques signes physiques ; dans un
point de la paroi abdominale, la palpation fait reconnaître
une sorte de résistance ou d'empâtement et même un véritable plateau qui présente quelques-uns des caractères des
tumeurs herniaires.

Mais il peut arriver que les hernies ventrales restent
absolument latentes et ne soient découvertes qu'à l'autopsie (obs. XVIII). D'autres fois, elles manifestent brusquement leur présence par des symptômes imprévus
d'étranglement interne. C'est bien là la maladie qui mord
sans aboyer, selon le langage imagé de certains médecins,
Ces petites hernies intrapariétales, ne constituent à leur
origine que de simples diverticules péritonéaux, dans lesquels une anse intestinale s'engage et s'étrangle au bout
d'un temps variable, sous l'influence de circonstances
diverses. Selon nous, elles doivent être placées à côté du
groupe des hernies intra-abdominales (hernies diaphragmatique, mésentérique, mésocolique, obturatrice,
intra-iliaque, antévésicale, du ligament large (ces trois
dernières décrites par Parise de Lille (1), intra-pelvienne
(Faucon) (2), qui peuvent donner lieu aux accidents de

(1) Mémoire sur deux nouvelles espèces de hernie et rapport de Gosselin. Mém. de Société de chirurgie, 1851, t. II.

(2) Sur une variété d'étranglement interne reconnaissant pour cause
les hernies internes ou intra-abdominales. Archives de médecine, 1873,
t. I et II, p. 701.

l'étranglement interne. Par suite, leur étude devrait être faite avec celle de ce syndrôme clinique. Je dirai plus : Au point de vue pratique, il est excessivement important de savoir, lorsqu'on se trouve en présence d'un étranglement interne, si les accidents sont dus à une petite hernie ventrale intra-pariétale étranglée. En effet, on sait que la gastrotomie tend à être employée de plus en plus par les chirurgiens, comme méthode de traitement des accidents de l'iléus ; cette opération, qui consiste à ouvrir largement la cavité abdominale pour découvrir le siége de l'étranglement et opérer ensuite les tractions nécessaires au dégagement de la constriction, exige évidemment, quand l'étranglement ou l'obstacle est situé très-profondément, des manœuvres longues, pénibles et qui peuvent devenir la cause d'accidents. Qu'il s'agisse, au contraire, d'une hernie intrapariétale étranglée, l'obstacle alors est aussi superficiel que possible ; la paroi abdominale antérieure une fois ouverte, l'opérateur n'a plus pour arriver sur l'étranglement et le lever, qu'à explorer simplement la face postérieure de la paroi ; ces rapides et discrètes manœuvres exposent évidemment le moins qu'il est possible aux accidents ultérieurs de péritonite. Dans le cas actuel, la gastrotomie se trouve, pour ainsi dire, réduite à sa plus simple expression, et présente, en outre, les plus grandes chances de réussite.

Mais comment faire le diagnostic d'une petite hernie intra-pariétale étranglée ? Comme pour les autres variétés d'étranglement interne, cela n'est pas chose facile. Cependant, à cet égard, nous pensons que l'observation du malade de Bicêtre, qui sera rapportée plus loin entièrement, est tout à fait instructive. Nous sommes convaincu que des faits analogues pourront se produire ; aussi, engageons-nous vivement à lire cette observation rédigée par M. Fé-

— 53 —

lix Terrier (1.) Le malade en question avait tous les symptômes d'un étranglement interne, mais il existait quelques
particularités sur lesquelles nous croyons devoir insister :
dans un point de la paroi abdominale, il y avait une douleur
spontanée et augmentant par une pression même peu forte,
ce qui prouve selon nous, que cette douleur était d'origine
relativement superficielle. A un premier examen, la palpation du point douloureux ne fit rien reconnaître ; mais une
deuxième exploration plus complète, plus minutieuse permit de sentir une sorte d'empâtement. C'est de cet empâtement que partaient les douleurs spontanées qui, au dire du
malade, déterminaient des coliques et des nausées. On
pensa à la présence d'un obstacle au niveau du point douloureux. M. Terrier tenta la gastrotomie : L'opération fit
voir qu'il s'agissait d'une petite hernie ventrale intra-pariétale étranglée, située au niveau du bord externe du
muscle grand droit.

Que conclure de ce fait ? Nous avons vu que les hernies
ventrales intra-pariétales peuvent se montrer sur tous les
points de la paroi abdominale ; nous avons vu que ces hernies paraissent avoir une certaine tendance à se montrer
un peu plus fréquemment sur le trajet de la ligne semi-
lunaire de Spigel, et en particulier sur sa moitié inférieure ;
nous avons vu, et le fait précédent le démontre péremp-
toirement, qu'elles peuvent manifester brusquement leur
existence par des symptômes d'étranglement interne ; eh
bien, étant donné un malade présentant les signes de cet
étranglement, si les moyens d'investigation employés en
pareil cas pour arriver au diagnostic de la cause n'avaient
donné aucun résultat, il faudrait soumettre la paroi abdominale antérieure, et en particulier la région de la ligne

(1) Obs. **XXV.**

semi-lunaire à un palper tout à fait méthodique et minutieux. Si au niveau de la ligne de Spigel il existait une
douleur spontanée et angmentant par une faible pression,
ce qui dénoterait une origine relativement superficielle ; si
au niveau du point douloureux on sentait un empâtement
douloureux d'où semblent partir les coliques et les nausées ; si le malade avait eu à subir quelques unes des
causes de hernies ventrales, il serait peut-être permis de
conclure à l'existence d'une hernie ventrale intra-pariétale
étranglée, et alors on agirait en conséquence.

HERNIES PROPARIÉTALES

On retrouve ici, tous les signes des hernies en général. La tumeur propariétale a un volume qui varie de la
grosseur d'une olive à une tête de fœtus à terme et plus.
Sa forme parfois bosselée, le plus souvent arrondie, est
quelquefois allongée ou ressemble à un croissant. Tout cela
dépend de l'orifice de sortie des organes abdominaux.
Quoi qu'il en soit, quand la hernie a un certain volume, elle
a une tendance à tomber au-devant de la paroi abdominale,
d'où le nom de propariétale qu'on peut lui donner. Le volume des hernies traumatiques est en général considérable,
mais il n'est pas toujours en rapport avec l'étendue de l'o-
rifice de sortie des viscères : dans un fait rapporté par Richerand, il se développe une énorme hernie au niveau
d'une petite cicatrice de plaie par instrument piquant.

La tumeur augmente par les efforts de toux, etc ; elle est
irréductible ou réductible ; dans ce dernier cas, elle fait entendre un certain bruit en rentrant ; elle est sonore ou

maté (1), élastique ou mollasse suivant l'organe contenu
intestin ou épiploon. La peau au niveau de la tumeur est
normale ou présente une cicatrice, etc.

Quand la tumeur est volumineuse, et que ses parois sont
minces, on peut voir les mouvements des organes qu'elle
contient.

Le diagnostic des hernies propariétales est des plus simples ; il n'y a que quand leur siége est insolite, comme par
exemple un espace intercostal (Cruveilhier) que le doute
est permis quelques instants. Ce cas excepté, la simple
connaissance des antécédents et des circonstances dans
lesquelles s'est produite la tumeur, fait qu'on arrive à reconnaître facilement la hernie. Cependant quelques erreurs
ont été commises.

La hernie a pu être confondue avec un abcès. Quand par
exemple, l'abcès survient à la suite d'une contusion des
parois abdominales ; la tumeur herniaire ne se mani-
feste que vingt ou trente jours après le coup reçu alors que
la douleur, la fièvre, l'inflammation et tous les effets de la
contusion commencent à se dissiper. Elle a une surface
large avec très-peu d'élévation, et en la touchant, on croit
sentir réellement de la fluctuation surtout quand la personne est grasse (Barbette, Heister, Lassus) (2). Avec un
peu d'attention on évitera cette erreur.

Quand la hernie se montre rapidement à la suite d'une
contusion, elle peut être confondue avec un épanchement
sanguin plus ou moins fluctuant. Dans ce cas, l'ecchymose
au niveau du point contus écarte l'idée de la présence d'une

---

(1) La tumeur, quoique contenant de l'intestin, peut être mate à la
percussion : c'est quand l'anse intestinale est située au milieu d'une
masse épiploïque volumineuse.

(2) Note de Rougemont dans Richter. Loc. cit.

hernie, mais on ne tombe pas dans l'erreur si l'on remarque que la tumeur disparaît par le décubitus dorsal.

La hernie ventrale peut encore être confondue avec une hernie musculaire survenue à la suite d'une rupture ou d'une plaie, mais la hernie musculaire ne varie que sous l'influence de la contraction musculaire, tandis que la tumeur intestinale augmente par la toux et l'éternument; elle se réduit facilement, et rentre dans le ventre en faisant entendre un léger bruit.

Le diagnostic des organes contenus est le même que pour les autres espèces de hernies; inutile de reproduire ici les caractères distinctifs de l'épiplocèle et de l'entérocèle, etc. Rappelons seulement que dans le cas de Klinkosch ou la hernie grosse comme une noix s'était échappée au niveau de la première intersection tendineuse du muscle sterno-pubien du côté droit, la tumeur était inégale, molle au toucher; on la crut formée par une portion de l'épiploon, et en disséquant la tumeur, on ne trouva qu'une portion du ligament suspenseur du foie.

Si par hasard, la hernie ventrale contenait l'estomac, outre les troubles fonctionnels signalés plus haut, on observerait une espèce de défaillance, de malaise au moment de la réduction de la tumeur : de plus, après l'ingestion des aliments et des boissons, la hernie devient plus volumineuse, plus mate. En faisant boire au malade de l'eau de Seltz en grande quantité, l'oreille appliquée sur la tumeur, percevrait un bruit éclatant, semblable à celui qu'on entend dans une bouteille à moitié pleine, en soufflant avec un tube au-dessous du niveau de l'eau. Ce bruit cesse quand la tumeur est réduite (Morel Lavallée.)

Les hernies ventrales sont passibles d'un certain nombre d'accidents ; il faut savoir les reconnnaître ; ce sont : l'irré-

ductibilité, l'engouement, l'inflammation, l'étranglement, etc.

L'irréductibilité se reconnaît d'elle-même; un examen
minutieux peut en faire soupçonner les causes.

L'engouement, l'inflammation, l'étranglement n'ont pas
de signes spéciaux dans les hernies ventrales. Il faut seulement remarquer que l'inflammation (pseudo-étranglement
de Malgaigne) qui est la cause ou le premier degré de l'é-
tranglement dans les grosses hernies, est difficile à distinguer de l'étranglement proprement dit. D'après les indications du professeur L. Gosselin, quand la tumeur est irréductible, si elle devient douloureuse, qu'il existe des coliques, des nausées, des vomissements et de la constipation,
on peut tenter plusieurs fois l'emploi des purgatifs; s'il y
a des garde-robes, il y aurait lieu de penser qu'il s'agit d'une
épiplocèle ou d'une entérocèle enflammée; si les vomissements deviennent fécaloïdes, il faudrait admettre l'étranglement.

Enfin, il est utile de dire que certaines tumeurs de la paroi abdominale, quand elles viennent à s'enflammer, peuvent simuler une hernie ventrale propariétale étranglée.
Tels sont par exemple les lipômes. Il s'agit ici de phénomènes d'ordre réflexe. L'erreur a été commise par Scarpa
et Ollivier d'Angers. Dans les deux cas, l'opération fut
commencée, et l'on arriva sur un lipôme enflammé. D'a-
près Scarpa, le lipôme a une consistance plus dure que la
hernie épiploïque.

PRONOSTIC.

Les hernies ventrales sont loin d'être dépourvues de
gravité, puisqu'elles sont sujettes à tous les accidents des
hernies, il est inutile d'y insister.

Reignier. 8

Constatons seulement que ces hernies ont une tendance
continuelle à s'accroître quand elles ne sont pas soute-
nues, et que leur volume considérable devient lui-même
une cause d'accidents : d'abord ces hernies énormes constituent une flagrante infirmité, ensuite les violences ont
plus de prise sur elles ; un choc, un coup peut amener la
rupture du sac, et il en résulte l'issue des viscères à l'extérieur. Ces grosses hernies peuvent s'engouer, s'enflammer :
voilà autant de causes d'étranglement qui, pour avoir une
marche en général relativement lente, n'en a pas moins sa
gravité habituelle.

Quant aux petites hernies, lorsqu'elles s'étranglent, les
accidents marchent avec rapidité.

TRAITEMENT.

Il faut examiner : 1° le traitement palliatif ; 2° la cure
radicale ; 3° le traitement des accidents.

Traitement palliatif. — Quand la hernie ne fait pas saillie sous la peau, et qu'il n'existe qu'une douleur dans un
point de l'abdomen avec ou sans troubles gastro-intesti-
naux, quoique le résultat de la palpation du ventre soit
négatif, l'expérience a montré qu'une compression soutenue et régulière par un bandage avait fait disparaître tous
les accidents ; mais il n'est pas facile de dire combien de
temps doit durer cette compression. Chez les jeunes sujets,
quand elle a été continuée pendant un temps assez long,
les accidents ne reparaissent plus (1).

Quand la hernie est propariétale, si elle est réductible,

(1) Dans un cas, une durée de 3 mois fut suffisante pour amener la
guérison complète, obs. XIV.

il faut la réduire et la maintenir réduite à l'aide d'un bandage. Pour opérer le taxis, il faut, après avoir saisi la tumeur, surtout si elle est volumineuse, diriger la pression en haut, car l'ouverture du sac est dans ce sens. Lorsque la hernie a un trajet sinueux, le taxis est plus laborieux et moins méthodique.

Le bandage qui convient à ces hernies est analogue à celui de la hernie ombilicale des adultes. Si la hernie occupe l'extrémité inférieure de la ligne semi-lunaire, il convient d'appliquer, dit A. Cooper, un bandage semblable dans ses principales dispositions à celui dont on fait usage dans la hernie inguinale; mais la pelotte doit regarder en haut; le bandage doit être appliqué autour du bassin et la pelotte dirigée vers la ligne semi-lunaire, de manière à recouvrir l'orifice du sac.

Quand la hernie ventrale est irréductible, elle nécessite une pelotte à forme creuse, de grandeur en rapport avec la hernie ; la forme générale est la même que celle du bandage de la hernie ombilicale des adultes.

Lorsque la hernie est énorme, on fera construire un suspensoir de Hilden modifié par Scarpa.

Il est de toute nécessité que les individus, qui ont à la paroi abdominale antérieure une cicatrice de plaie pénétrante ou non, portent une ceinture afin d'éviter la formation d'une hernie ventrale. S'il y a eu simple contusion des parois, la ceinture est également utile pendant quelque temps.

Quant aux femmes multipares, non-seulement, en portant une ceinture abdominale, elles pourront éviter les hernies ventrales, mais encore, en cas de nouvelle grossesse, l'accommodation du fœtus dans la cavité utérine se fera normalement.

Cure radicale..— Elle a été tentée par les anciens chirur-

giens, mais l'opération qu'elle exige est repoussée par la
majorité des auteurs ; ce ne serait du reste que dans des
cas tout à fait exceptionnels qu'il faudrait y songer. Tout
devant se passer comme s'il s'agissait d'une hernie ombilicale de l'adulte, nous engageons à lire, dans l'excellente
thèse de M. Simon Duplay (1), le chapitre consacré à cette
question,

TRAITEMENT DES ACCIDENTS.

La situation est la même que dans les autres espèces de
hernies ; aussi, pour une étude complète, croyons-nous devoir renvoyer aux traités généraux. Nous voulons seulement faire connaître quelle est la meilleure conduite à tenir, lorsqu'on se trouve en présence d'une hernie ventrale
étranglée. A ce point de vue, il est utile d'envisager séparément les hernies propariétales, et les hernies intra-pariétales.

Hernies propariétales étranglées. — On emploiera d'abord
les moyens généraux conseillés pour la réduction des hernies étranglées, et il est à remarquer, d'après A. Cooper,
qu'ils paraissent, mieux que dans les autres hernies, suffire
à eux seuls pour amener la réduction. S'ils ont échoué,
ainsi que le taxis pratiqué suivant les règles usitées en
pareil cas, il faut en arriver à l'opération qui consiste à
inciser les enveloppes de la hernie, à débrider et à réduire. Doit-on faire la kélotomie complète ou incom-
plète (2), c'est-à-dire pratiquer le débridement avec ou sans

(1) S. Duplay. De la hernie ombilicale. Th. de concours d'agrégation
de chirurgie. Paris, 1866.
(2) Dans un cas de hernie ventrale située au-dessus de l'arcade de
Fallope, J.-L. Petit pratiqua la kélotomie sans ouverture du sac. Guérison rapide (Garengeot, Traité des opérations de chirurgie, t. 1, p.368.
Paris, 1740).

ouverture du sac ? La question est difficile à trancher, car les deux méthodes comptent des succès. On a reproché à l'opération sans ouverture du sac de ne pas faire connaître l'état des organes contenus dans la cavité herniaire. Peut-être la minceur habituelle du sac des hernies ventrales permettrait-elle de voir dans quel état se trouvent ces organes. Quoi qu'il en soit, nous croyons devoir reproduire textuellement les idées de A. Cooper sur le sujet qui nous occupe.

Quand la hernie est volumineuse, dit-il, le procédé qu'on doit préférer consiste :

1° A faire à travers la peau une petite incision à l'aponévrose qui recouvre le sac ;

2° A faire une petite ouverture au niveau du collet du sac, sans ouvrir celui-ci dans toute son étendue et en se comportant comme s'il s'agissait d'une hernie ombilicale.

Lorsqu'on pratique l'opération pour la hernie de la ligne semi-lunaire, dit Cooper, on doit ouvrir le sac par une incision semblable à celle de la hernie ombilicale, c'est-à-dire une incision ayant la forme d'un T, en ayant soin de laisser un repli ou lambeau de peau qui, à la manière d'une sorte de valvule, puisse recouvrir l'ouverture de la hernie ; après cette incision, on ouvre l'orifice et on incise la ligne semi-lunaire jusqu'à son extrémité inférieure. Si la tumeur siége à la partie inférieure de cette ligne, le sac doit être dilaté en haut et en bas, en ayant égard à la direction de l'artère épigastrique qui croise la ligne semi-lunaire à son extrémité inférieure.

Quel est l'agent constricteur dans les hernies de la ligne semi-lunaire de Spigel ? Il nous paraît consister en un anneau fibreux plus ou moins coupant formé accidentellement sur le trajet de cette ligne aponévrotique : ce qui semble le prouver, c'est que dans un cas de hernie intrapa-

riétale étranglée, située sur cette ligne, on a trouvé sur
l'intestin une véritable rainure annulaire (obs. 25) ; on ob-
jectera qu'il ne s'agit pas dans cette observation d'une hernie propariétale. Mais, supposons une évolution plus complète de la hernie : l'anneau en question formera toujours
le collet de la hernie et pourra par conséquent, à un moment donné, devenir l'agent d'étranglement. Les préceptes
de A. Cooper peuvent donc être suivis, c'est-à-dire qu'il
faudra débrider directement en haut et en bas, en suivant
le bord externe du muscle grand droit de manière à couper
la ligne de Spigel.

Voyons maintenant les réflexions que M. D. Mollière
ajoute à son observation de hernie de la ligne semi-lunaire
dans sa note présentée à la Société de chirurgie : Il veut
distraire du groupe des hernies ventrales anormales, une
espèce à laquelle il donne le nom de hernie de la ligne semi-
lunaire, et il pense que c'est ce *repli aponévrotique* qui.
dans son observation, était l'agent de l'étranglement. Voilà
une petite erreur d'interprétation anatomique, car la ligne
semi-lunaire ne constitue nullement un repli aponévrotique (voir les considérations anatomiques préliminaires),
puis il ajoute : « Les hernies de la ligne semi-lunaire au-
raient donc pour siége le tiers interne d'une ligne allant de
l'ombilic à l'épine iliaque antéro-supérieure ; leur sac ou
plutôt leur cavité herniaire serait située sous l'aponévrose
des muscles transverses. L'agent constricteur en cas d'é-
tranglement devrait être cherché au niveau de la ligne
semi-lunaire, vers le bord externe du muscle droit ; c'est
donc *en haut et en dedans* que doit se pratiquer le débridement. »

M. Mollière confond évidemment les deux lignes semi-
lunaires : sans la nommer, il fait intervenir la ligne de
Douglas, puisqu'il veut débrider en haut et en dedans,

puisqu'il assigne comme siége à ces hernies le tiers interne d'une ligne allant de l'ombilic à l'épine iliaque ; mais pourquoi dire qu'il faut chercher l'agent constricteur au niveau de la ligne semi-lunaire, vers le bord externe du muscle droit ? C'est là, en effet, que se trouve la ligne de Spigel. Si une hernie se formait au niveau de la ligne de Douglas, elle siégerait non pas au bord externe du muscle droit, mais bien à sa face postérieure ; car, ainsi que le faisait remarquer M. Paulet (1), la ligne de Douglas ne dépasse pas le bord externe du muscle sterno-pubien. Ajoutons que si la hernie se formait au niveau de l'arcade de Douglas, elle n'aurait plus le siége fixe que veut lui donner M. Mollière, car cette arcade a un siége variable : elle peut se trouver à quelques travers de doigt de l'ombilic, ou n'être que très-peu distante du pubis. Concluons donc que le rôle de la ligne de Douglas dans les hernies n'est pas connu, et que M. Mollière a eu simplement affaire à une hernie située sur le trajet de la ligne de Spigel.

Hernies intrapariétales. — Nous venons de voir que la kélotomie devait être pratiquée dans les cas d'étranglement des hernies propariétales. Cette opération convient-elle aux hernies intrapariétales étranglées ? Ces hernies, nous le savons, ont une situation profonde, leur trajet est plus ou moins sinueux ; elles peuvent être à collets multiples ; quelques-unes d'entre elles, simples diverticules péritonéaux, constituent une variété d'étranglement interne. Voilà autant de difficultés dans la recherche de l'agent constricteur et la kélotomie, pratiquée en pareil cas, serait longue, pénible et dangereuse pour le malade. Ce-

(1) Discussion à la Société de chirurgie, à propos du rapport de M. Delens sur la note de M. Mollière. Bull. de Soc. de chir., p. 273, 1877.

pendant, cela n'arrête pas certains chirurgiens qui prétendent qu'on peut toujours arriver sur une hernie profonde et qui proposent de faire le diagnostic sous le couteau (pratique de Robert d'après M. Desprès) (1). Cette pratique ne nous paraît pas devoir être suivie. En présence du succès remarquable de M. Félix Terrier, il est permis de donner la préférence à la gastrotomie sur la kélotomie. M. Terrier fait l'incision sur la ligne médiane et non pas sur le côté où l'on pense trouver l'étranglement, parce que de cette façon on ne coupe pas les muscles au hasard ; de plus, sur la ligne médiane il y a peu de vaisseaux et la réunion est facile. Pour le manuel opératoire de la gastrotomie et les soins qu'elle réclame, nous engageons à lire l'observation de M. Terrier, qui est rapportée plus loin (obs. 25).

Nous terminons en plaçant ici les réflexions que M. Polaillon, chirurgien de la Pitié, a mises à la suite d'une observation qu'il vient de publier (2) et qui est intitulée : « Hernie intrapariétale (3) compliquée d'un étranglement interne » : taxis, kélotomie ; guérison.

Dans ce cas, la kélotomie fut si périlleuse pour le malade et si difficile pour le chirurgien, que l'opérateur s'est promis de ne pas recommencer une semblable opération par la même méthode, — Réflexions. . . . . Chez un malade qui avait quelque analogie avec le nôtre, M. Terrier a ouvert la cavité abdominale sur la ligne médiane, comme on le fait dans l'ovariotomie, puis, écartant les bords de l'incision, « il fut facile, dit-il, de sentir et même de voir

(1) Discussion à la Société de chirurgie à propos de la communication de M. Terrier. Bulletins, 1878.

(2) Union médicale, 9 janvier 1879, n° 3.

(3) La hernie n'est pas qualifiée autrement ; mais elle siégeait si près de l'anneau inguinal interne, qu'elle doit être considérée comme une hernie inguinale ? Aussi ne rapporterons-nous pas cette observation.

au-dessus et en dedans de l'orifice péritonéal du trajet inguinal, une anse d'intestin grêle qui semblait pénétrer
dans la paroi abdominale antérieure. » L'anse fut dégagée
et l'opéré guérit.

Cette opération hardie mérite de trouver des imitateurs.
Déjà, dans ses Leçons cliniques, t. II, p. 513, Trousseau
disait qu'on ne devait pas s'effrayer d'inciser largement la
ligne blanche et d'introduire la main dans le ventre pour
y chercher et y détruire l'agent de l'occlusion intestinale.
Or la gastrotomie, qui est la ressource la plus rationnelle,
peut-être la moins périlleuse dans les étranglements internes, nous paraît être aussi indiquée dans ces cas inso-
lites de hernies ventrales ou intrapariétales dont le siége
de l'étranglement est incertain ou inconnu. Dans ce cas,
la kélotomie est une opération peu sûre, tandis que la gastrotomie, sans avoir une trop grande gravité, permet d'agir
à ciel ouvert, de voir l'obstacle et de l'enlever avec certi-
tude. . . . »

OBSERVATIONS

Observation I.

(Ledran. Observations de chirurgie, t. II, Paris, 1731, 63ᵉ observation).
Epiplocèle faisant abcès à la région épigastrique.

Au mois de juin 1725, X..., âgé de 60 ans, ressentit vers la région épigastrique une douleur assez légère qu'il regarda comme
une douleur d'estomac.

Vers le 15 août, cette douleur augmenta, et il s'aperçut d'une
grosseur à la même région épigastrique du côté gauche. Peut-être
et probablement il l'avait dès le commencement de sa maladie,

(1) Nous rapportons 25 observations de hernie ventrale. Elles sont
placées simplement par ordre de date. Quelques-unes, malgré leur longueur, sont reproduites complètes. Les observations 15 et 17 ont été
trouvées résumées dans la note de M. D. Mollière.

sans qu'il l'eût remarquée. La douleur diminua, mais au commencement de décembre il survint de la fièvre, et comme les douleurs recommencèrent en même temps, le malade vint à la Charité e. fut couché dans la salle des fiévreux. Au bout de quelques jours, la tumeur se mit en suppuration. J'en fus averti, et l'ayant examiné, je le fis transporter dans la salle des blessés. Le hasard voulut que ce jour même M. Maréchal, premier chirurgien du roi, vint à la Charité ; je lui fis toucher la tumeur, il y sentit de la fluctuation et son avis fut qu'il fallait en faire l'ouverture. Cependant, il en fit un mauvais pronostic. Le lendemain, j'ouvris la tumeur de laquelle il sortit environ 1/4 de septier d'un pus grumeleux. Le pus était dans la gaîne du muscle droit, et comme sa source paraissait être sous ce muscle, je le coupai en travers à sa partie supérieure près de l'appendice xyphoïde. Par là, je découvris un paquet d'épiploon à moitié pourri, gros comme une pomme d'api et qui sortait par un trou assez étroit à travers de cette portion de l'aponévrose des muscles du bas ventre qui se rend à la ligne blanche. Ma première incision était parallèle au rebord cartilagineux des fausses côtes. J'en fis une deuxième qui, avec la première formait un T, et je coupai les deux angles. L'épiploon me parut trop pourri pour en faire la ligature, et je crus que, comme il était tombé en suppuration et qu'il était déjà fondu en partie, le reste pourrait devenir de même. Aussi je pansai la plaie. Pendant 15 jours, elle alla assez bien ; l'épiploon suppurait et tombait par lambeaux. Le malade était sans fièvre et criait la faim. Cependant le pouls était très-petit. Le vingtième jour de l'ouverture, il prit un bouillon sur le soir et il s'endormit. Sur le minuit, il jeta un grand cri et mourut sur le champ.

Je l'ouvris ; je trouvai que cette portion d'épiploon qui paraissait dans la plaie faisait partie de la portion qui, attachée au fond de l'estomac, y retient l'arc du côlon. Cette portion avait contracté avec la partie antérieure de l'estomac au-dessous de son orifice supérieur une adhérence très-forte et partiellement avec le péritoine à toute la circonférence de l'endroit où il avait fait hernie sous le muscle droit. La pourriture était continue jusqu'à l'estomac, où je trouvai un trou à passer le pouce ; mais la portion de l'épiploon couvrait ce trou, de manière que rien ne pouvait en sortir.

OBSERVATION II.

Hernie ventrale formée par le côlon, ayant les mêmes symptômes
qu'une hernie de l'estomac.

(Observation de de La Peyronie). Mémoires de l'Acad. de chir., t. IV
p. 260 (à la fin d'un mémoire de Pipelet le Jeune, sur les hernies de
la vessie et de l'estomac).

Une dame de 50 ans, mourut à Versailles le 7 mars 1732. Elle
était sujette depuis longtemps à des langueurs d'estomac et à de
fréquentes coliques, dont elle était ordinairement soulagée par de
simples lavements. Elle en eut une très-violente deux jours avant
que de mourir, suivie d'une léthargie qui résista aux secours des
plus habiles médecins.

M. de la Peyronie fut appelé quelques heures avant la mort,
pour examiner une tumeur que cette dame portait depuis vingt
ans, à trois travers de doigt au-dessous et au côté gauche de
l'ombilic. C'était une hernie ventrale qui n'avait jamais été réduite, ni donné aucun signe d'étranglement.

A l'ouverture du corps, l'intestin côlon parut dans son état natu-
rel, depuis ce commencement jusque vers le milieu de son arc, qui
répond à peu près au fond de l'estomac. En cet endroit, la cavité de
cet intestin avait la moitié moins de diamètre que l'iléon n'en n'a
ordinairement. Il était sans cellules, ses membranes étaient de
moitié plus minces qu'à l'ordinaire; mais il avait acquis en longueur, ce qu'il avait perdu de la grandeur de son diamètre et de
l'épaisseur de ses membranes. Sa direction était aussi changée; il
descendait de la longueur d'un pied pour former la hernie ventrale,
où il était adhérent par une partie de l'épiploon et par quelques
appendices graisseux exactement collés à la surface intérieure de
la portion du péritoine qui formait le sac herniaire. Au sortir de la
tumeur, le côlon toujours aussi étroit et aussi mince, faisait une
circonvolution en remontant vers le fond de l'estomac, où étant
parvenu, il reprenait son étendue, sa forme et sa route ordi-
naires.

Observation III.

(Arnaud. Traité des hernies, t. II, 9ᵉ observation).

J'ai vu dans le cadavre d'un homme mort, trois jours après l'o-
pération d'une hernie ventrale, une partie de l'intestin qui avait
été comprise dans la hernie, lequel était replié sur lui-même, et
embrassait une autre partie de lui-même de la grosseur d'une ave-
line ; la partie qui était embrassée était saine, et celle qui embrassait l'autre était pourrie ; néanmoins il me fut possible de les dé-
tacher sans déchirer les membranes de l'un ni de l'autre. Le chirurgien convient qu'il avait trouvé ces parties ainsi adhérentes,
mais qu'il n'avait pas osé les désunir dans la crainte qu'il eut de
les déchirer.

Observation IV.

(Richerand. Nosographie chirurgicale, t. III, p. 307).

Hernie ventrale, suite de piqûre. Volume considérable.

Le 6 floréal an IX, un jeune homme reçoit un coup de sabre au
bas de l'hypochondre droit ; la plaie qui avait été faite par la pointe
du sabre, ressemblait plutôt à une piqûre assez large qu'à une
plaie faite par un instrument tranchant. Elle était située à deux
travers de doigt du rebord cartilagineux des fausses côtes et se
dirigeait vers le lieu qu'occupe le foie. Par la plaie sortait un petit
fragment de graisse sous-cutanée qui pouvait en imposer au premier abord pour l'épiploon ; mais en sondant la plaie, on était ar-
rêté par un plan musculeux. Pansement simple. Antiphlogistiques.
Fièvre vive. Teinte ictérique des conjonctives.

Le 11. La petite plaie était en suppuration.

Le 15, neuvième jour de la maladie, les accidents avaient totalement disparu. La petite plaie dont on avait réprimé les chairs
avec la pierre infernale, était pleinement cicatrisée le 13 prai-
rial.

Ce malade négligea de soutenir sa cicatrice avec un bandage
comme on le lui avait conseillé, et bientôt, malgré le peu d'étendue
de la lésion, les viscères abdominaux formaient hernie ; la tumeur
dans laquelle se trouvait probablement une portion de l'épiploon
et de l'arc du côlon, avait acquis au bout de dix-huit mois, le vo-

lume des deux poings. Le malade s'étant décidé à porter un bandage élastique circulaire, la hernie fut parfaitement contenue. Elle était très-facile à réduire.

OBSERVATION V.

(Observation 319 d'Astley Cooper. Traité des hernies)..

Hernie traumatique.

Un homme âgé de 24 ans, s'étant laissé glisser le long d'un câble douze ans auparavant, fut blessé par un morceau de bois qui se trouvait fixé à cette corde et qui pénétra dans les parois abdominales. Le corps vulnérant étant entré dans le milieu de l'espace compris entre l'épine iliaque antérieure et supérieure et le pubis, pénétra dans la direction des fibres aponévrotiques de l'oblique externe, et ressortit à environ 4 pouces de la plaie d'entrée. Les intestins s'échappèrent aussitôt par l'une et par l'autre ouverture. On les réduisit, et deux mois après, la cicatrisation était complète.

Depuis cet accident, le malade remarqua toujours dans le lieu où les parois abdominales avaient été intéressées, l'existence d'une tumeur qui augmenta graduellement de volume. A l'époque où je le vis, elle avait environ 6 pouces de long sur 4 de large, et présentait une forme arrondie. C'était une masse molle, élastique, qu'une pression modérée faisait disparaître entièrement, mais qui reprenait son volume primitif quelques minutes après que la compression avait été suspendue. Les mouvements de l'intestin qui remplissait le sac herniaire pouvaient être vus à travers la peau ; il descendait dans le sac avec un bruit de gargouillement ; l'enveloppe de la tumeur était très-mince ; la peau présentait à l'extérieur une cicatrice. En cet endroit, on remarquait une perte de substance aux parois de l'abdomen. Enfin, la communication entre l'abdomen et le foyer était très-large.

OBSERVATION VI.

(Observation 320 de Cooper).

Hernie étranglée de la ligne semi-lunaire. Opération. Mort.

Le dimanche 23 mars 1806, je fus appelé par M. Holt, auprès de Mme W..., qui avait une hernie ventrale étranglée depuis le samedi précédent. Le lundi à une heure, je trouvai une hernie ayant à peu près le volume-du poing, située sur la ligne semi-lunaire, à environ un pouce et demi au-dessous du niveau de l'ombilic. Après de longues tentatives, je parvins à réduire cette hernie, et j'appliquai pour la maintenir, le bandage que portait habituellement cette dame. Ce bandage, indépendamment de ce qu'il était construit sur de mauvais principes, était encore presque complètement usé par suite du long usage qu'en avait fait la malade. Je me contentai, après avoir réappliqué ce bandage, de prescrire quelques purgatifs et le repos au lit.

Je fus surpris d'être appelé par la même malade, dans l'après-midi du même jour, mais j'appris que la hernie s'était reproduite immédiatement après mon départ, parce que la malade était sortie de son lit et s'était assise pendant quelque temps auprès du feu. Son bandage ne s'était pas opposé efficacement à la reproduction de la hernie.

M. Holet ayant déjà essayé, mais sans succès, de réduire la hernie, nous décidâmes que l'opération devait être faite, d'autant mieux que les symptômes étaient très-pressants, et que l'abdomen fut difficile à trouver à cause des adhérences qu'avait contractées l'épiploon; mais un bistouri ayant été glissé avec précaution dans l'ouverture du sac, on divisa l'étranglement. L'épiploon fut réduit dans la cavité abdominale ; les téguments furent rapprochés, et la plaie étroitement fermée.

Après l'opération, le malade eut plusieurs selles et tout faisait présager une terminaison heureuse, lorsque dans la journée du mardi, elle fut prise d'éructations fréquentes, de vomissements répétés, de constipation absolue, et en même temps d'un accroissement de la douleur abdominale, ce qui annonçait l'invasion d'une péritonite. Large saignée, lavements. Le mercredi vomissements fréquents, abdomen très-tendu et douloureux au toucher. Hoquets répétés. Mort le jeudi matin. Le corps n'a pas été examiné.

OBSERVATION VII.

(Philip.-Jos. Roux. Mélanges de chirurgie, 1809).

Un cadavre apporté à son amphithéâtre portait au flanc gauche une hernie ventrale beaucoup plus grosse que la tête, elle contenait la masse entière des circonvolutions intestinales.

L'intérieur du sac était divisé en plusieurs loges par diverses cloisons, et l'ouverture de communication avec l'abdomen pouvait admettre les cinq doigts de la main réunis.

Une personne avait au dessus de l'épine iliaque antérieure, une hernie du même genre, mais petite. On pouvait faire disparaître la saillie antérieure, mais la réduction parfaite était impossible ; les parties déplacées restaient dans l'épaisseur même de la paroi abdominale, et tout faisait supposer que les divers plans musculeux ou aponévrotiques devaient avoir au moins deux ouvertures non correspondantes et distantes plus ou moins l'une de l'autre.

OBSERVATION VIII

(Pelletan. Clinique chirurgicale, t. III, 1810).

Ecartement et hernies muliipliées à la circonférence du ventre,
par suite de plusieurs accouchements.

Femme, de trente ans au moment du premier examen. Mariée à quinze à un homme très-grand et de forte stature. Taille ordinaire, bonne constitution, grossesses sans interruption pendant les huit ou neuf premières années de son mariage. Déformation du ventre après quelques grossesses. Dès le troisième accouchement, coliques attribuées à quelques légères tumeurs herniaires qui se montraient aux environs de l'ombilic. Le développement de la grossesse faisait disparaître les tumeurs ou au moins les accidents qu'elles occasionnaient; mais les hernies se multipliaient dans des grossesses nouvelles, et cette femme se consolait par l'espérance d'être soulagée à mesure que ses grossesses se multipliaient.

Après sept accouchements, les hernies étaient extrêmement multipliées, le ventre en était généralement bosselé. Coliques habituelles souvent très-douloureuses, même accompagnées de vomissements. Alors elle se couchait, comprimait son ventre, et parvenait à se soulager. Dans les cas difficiles un chirurgien était appelé et parvenait par une palpation méthodique à réduire les hernies. Soulagement total, mais pas de longue durée. Toutes sortes de bandages furent construits, mais impossibilité de les supporter.

Cependant les accidents se multipliaient, mais la malade mourut du choléra? Pelletan remarque que de toutes les tumeurs dont son ventre était couvert, pas une n'offrait les signes d'un étrangle-ment, tel qu'on pût lui attribuer leur accidents, ni par conséquent d'y faire aucune opération.

Pelletan considère le cas précédent comme très-rare, mais il dit en avoir observé un exactement semblable, un an après, chez une femme qu'il vit seulement, in-extremis : La seule différence, c'est qu'elle n'avait jamais consulté, ni fait usage de bandages ; durée de plusieurs années.

OBSERVATION IX.

(Larrey. Mémoires de chirurgie militaire, t. III, 1812.
Campagne d'Autriche, 1809).

Hernie traumatique produite par un boulet à la fin de sa course.

Un deuxième soldat du corps des grenadiers fut porté à l'hô-pital de Reneveck, le septième jour après la bataille pour une tu-meur au bas ventre, située à trois travers de doigt de l'ombilic du côté droit, et de la grosseur du poing. Elle était couverte d'une forte ecchymose et présentait au centre un point de fluctuation, ce qui avait fait penser à un de nos confrères, qu'elle était formée par un épanchement sanguin. Le malade ayant désiré me voir avant de subir l'opération qu'on lui avait proposée, on l'avait fait trans-porter à l'hôpital, il n'y avait chez lui d'ailleurs, ni vomissements, ni aucun des symptômes d'une hernie étranglée. Cette tumeur dis-paraissait lorsqu'il était couché sur le dos, et reparaissait lors-qu'il était debout. On ne pouvait se méprendre sur la nature de ce gonflement, et nous reconnûmes qu'il était formé par une por-tion de l'intestin et de l'épiploon. Ce grenadier avait été touché par un boulet à la fin de sa course. Les vêtements et la peau du bas ventre pressés circulairement par le projectile avait cédé à cause de leur élasticité, à son impulsion, mais le muscle sterno-pu-bien et les aponévroses des muscles abdominaux, moins élastiques s'étaient rompus et la hernie ventrale avait eu lieu au même ins-tant. Les fonctions digestives furent d'abord troublées ; cependant encore la déchirure des aponévroses était étendue, il n'y eut pas d'étranglement. Le repos, les ventouses scarifiées sur la tumeur, le vin camphré une légère compression, les lavements émollients, les boissons délayantes acidules, et la diète prévinrent l'inflammation des intestins et dissipèrent les accidents qui s'étaient déclarés dans les premiers moments. La hernie s'étant conservée, ce malade a reçu une pension de l'état, et s'est retiré du service.

Observation X.

Hernie abdominale traitée comme un embarras gastrique. Malade guéri par le bandage ombilical à ressort élastique.

(Verdier. Traité des hernies, 1840, p. 416).

P. âgé de trente ans, nerveux, lymphatique, ayant de l'embonpoint, occupation sédentaire, éprouvait depuis plusieurs années de mauvaises digestions avec douleur à la région épigastrique fréquemment terminées par des vomissements. A son réveil sa bouche était pâteuse, et sa langue chargée de mucosités. Son médecin ordinaire lui prescrivit plusieurs purgatifs, dont l'usage ne fit qu'aggraver son état maladif.....

Ayant examiné le malade, Verdier rencontre à deux travers de doigt au-dessus de la cicatrice ombilicale, un peu au-dehors et à gauche de la ligne médiane, un éraillement assez considérable des fibres musculaires ; la tumeur qui traversait cette ouverture anormale, était à peu près de la grosseur d'un œuf de pigeon.

Elle s'effaçait facilement sous la pression du doigt et disparaissait d'elle même par suite de la position horizontale, seulement pendant plusieurs heures. Certains jours, cette hernie ne devenait sensible à l'œil que huit à dix heures après le lever du malade.

Bandage ombilical à ressort élastique. Cessation immédiate des accidents, et disparition de la tumeur au bout de quelques jours.

Deux ans après, le malade avait repris beaucoup d'embonpoint et depuis six mois, il avait quitté son bandage. La hernie n'était plus appréciable au toucher ainsi que l'éraillement qui avait favorisé sa formation.

Observation XI.

Epiplocèle à travers un éraillement des fibres de la paroi abdominale,
survenu pendant le travail de l'accouchement.

(Verdier. Traité des hernies, p. 481).

Mme B... âgée de quarante six ans, constitution nerveuse et
lymphatique, ayant de l'embonpoint, se maria à vingt-quatre ans,
et devient mère à vingt-cinq. Accouchement pénible et laborieux
à cause de l'étroitesse du bassin. Le travail dura trois jours et
fût accompagné de délire et de convulsions. La contorsion des
membres de cette malade était telle, que quatre personnes avaient
beaucoup de mal à la maintenir sur le lit de sangle où elle accou-
cha. Portée dans son lit ordinaire dans un état de calme parfait,
cette dame se plaignit d'une vive douleur avec sentiment de meur-
trissure dans un point de la région abdominale du côté droit.

M. B. se leva pour la première fois le 15ᵉ jour après sa couche;
elle s'aperçut en s'habillant d'une petite tumeur mollasse située
précisément à l'endroit où elle croyait s'être meurtrie.

Cette dame eut depuis 2 autres couches et 2 fausses couches dont
la dernière la rendit extrêmement malade. Depuis cette fausse
couche, il existait des douleurs assez vives à l'endroit de la tumeur dont le volume était considérablement augmenté. Elle éprouvait également des tiraillements d'estomac suivis assez ordinairement de vomissements, de douleurs vagues.

A l'examen, la tumeur herniaire sembla formée par l'épiploon
adhérent aux fibres musculaires entre lesquelles il s'était engagé.

Le volume de cette hernie paraît égaler celui d'une tête d'enfant nouveau-né. Elle était située à deux travers de doigt en dehors
de la cicatrice ombilicale du côté droit, mollasse, pâteuse; on pouvait la comprimer dans toute son étendue sans donner lieu à de
fortes douleurs, mais il s'ensuivait une espèce de barbouillement
du cœur avec envie de vomir.

Ceinture ventrière élastique; reprise de l'embonpoint.

(Fournier, de Lempdes. Thèse de Paris, 1845).

Hernie spontanée. Région des muscles droits.

Un employé de bureau, 40 ans, tempérament nerveux et lymphatique, étant venu en 1840 pour se faire traiter de 2 hernies inguinales, présente aussi à notre examen une large tumeur au côté gauche et en dehors de l'ombilic. Celle-ci dont il se plaignait le plus attire particulièrement notre attention. Elle était située derrière le muscle droit; l'abdomen était médiocrement développé; l'ombilic était intact et correspondait au milieu de la tumeur qui avait une forme semi-lunaire. En exerçant pendant quelques minutes sur elle une pression, la tumeur disparut, ce qui soulagea beaucoup le malade. Cette particularité nous fit aussitôt reconnaître que la tumeur en question était une hernie, et qu'il fallait que les organes abdominaux eussent passé par une grande ouverture du feuillet postérieur de la gaîne du muscle droit, et se fussent accumulés ensuite dans cette gaîne, en repoussant le muscle au-devant d'eux, et en distendant en outre celle-ci du côté de la ligne blanche; c'est pourquoi on ne trouvait pas d'ouverture herniaire, car la main qui comprimait la tumeur, ne sentait pas le glissement, ni le bruissement que font ordinairement les viscères herniés en rentrant dans l'abdomen.

Application sur la tumeur d'une pelotte ovale légèrement bombée, laquelle fut maintenue par une ceinture moelleuse sans ferrements. Cet appareil permit au sujet de se livrer sur le champ à de grands efforts et à toute espèce de mouvements sans ressentir la moindre souffrance, ni voir apparaître la plus petite grosseur.

Observation XIII.

Hernie spontanée. Région des muscles droits.

(Fournier, de Lempdes. Thèse, 1845).

X., 45 ans, robuste, tempérament sanguin, se présenta pour une tumeur qu'il portait depuis plusieurs années. Elle se trouvait au côté droit et en dehors de la ligne blanche à 1 pouce au-dessus de cette ligne. L'abdomen était fortement développé; la tumeur of-

frait à peu près la grosseur et la forme d'une moitié d'orange.
Elle se trouvait en partie dans la gaîne et en dehors du muscle
droit, et en partie sous-cutanée, autant que la réduction permit
d'en juger. Cette hernie occasionnait les mêmes incommodités que
l'exomphale. Fournier père tenta la réduction qui parut d'abord
très-difficile ; elle fut opérée néanmoins après cinq ou six minutes
de taxis. Le malade n'avait jamais pu faire rentrer sa tumeur.
Après la réduction, on chercha à distinguer l'ouverture, mais elle
né se présenta que d'une manière obscure. Cette circonstance dé-
pendait sans doute de l'épaisseur qu'avait acquise le tissu cellulaire sous-cutané, et de la présence du muscle droit, ou bien de ce
que les deux ouvertures ne se correspondant point, le contact des
deux feuillets de la gaîne par la compression de la main empêchait
de les reconnaître. Ceinture abdominale avec pelote compressive.
La hernie fut très-bien contenue.

Observation XIV.

Hernie ventrale ne formant pas tumeur à l'extérieur. Disparition des
phénomènes douloureux par l'application d'un bandage. Région
latérale droite de l'abdomen.

(Fournier. Thèse, 1845).

X. vint il y a quelques années avec sa fille âgée de 15 ans, laquelle éprouvait dans la partie latérale droite de l'abdomen, à deux
ou trois travers de doigt au-dessous des fausses côtes, de vives
douleurs qui s'irradiaient dans l'intérieur du ventre, toutes les fois
qu'elle se courbait. Déjà visitée par plusieurs chirurgiens et médecins, ceux-ci n'avaient pu rien découvrir, pas plus qu'il ne fut
possible à Fournier père.

Cependant, comme cette jeune personne éprouvait depuis longtemps des élancements très-aigus dans les mouvements qui l'obli-
geaient à se pencher un peu en avant, il présuma que quelque lan-
guette d'épiploon ou une petite partie des instestins s'échappait à
travers un éraillement des feuillets du transverse et du petit
oblique en dehors de la gaîne des muscles droits, mais l'épaisseur
des téguments et du muscle oblique externe empêchait de la reconnaître.

Il pensa donc que les douleurs qui tourmentaient subitement

la jeune fille étaient le résultat du pincement momentané des parties herniées par le changement de rapport des deux ouvertures anormales, dont l'une traversait le transverse et l'autre le petit oblique, attendu que la douleur cessait aussitôt que la jeune personne reprenait la position verticale. C'est pourquoi Fournier père jugea nécessaire d'appliquer un bandage dont la pelote comprima passablement le point douloureux : il eut la satisfaction de voir qu'aussitôt la jeune fille put se courber et prendre toutes les attitudes d'une personne exempte d'infirmité, sans ressentir la moindre douleur, ni même éprouver la moindre incommodité. Bien plus, cette jeune personne put abandonner son bandage après trois ou quatre mois, et n'a pas, depuis près de trois ans, vu reparaître le plus léger symptôme de sa hernie.

OBSERVATION XV.

(Theale. A practical Treatise on abdominal hernia, 1846, p. 355).

Il s'agit d'un homme de 69 ans qui avait sur la partie latérale gauche de l'abdomen, entre l'ombilic et l'épine iliaque, une tumeur herniaire qui présenta tous les signes de l'étranglement. La kélotomie fut pratiquée. L'opérateur dut inciser après la peau et le tissu cellulaire, l'aponévrose du muscle oblique externe qui était étalée à la surface de la tumeur. Au-dessous d'elle était le sac renfermant une anse d'intestin fortement étranglée et de l'épiploon adhérent. Débridement. Réduction.

L'épiploon fut laissé dans la plaie. Une selle copieuse suivit l'opération, mais le malade mourut 12 heures après.

OBSERVATION XVI.

Hernie traumatique intercostale abdominale, survenue à la suite d'un coup d'épée (1).

(Cruveilhier. Anatomie path. générale, t. I).

Homme de 70 ans. Au niveau de la partie inférieure gauche du thorax, existe une tumeur du volume du poing, bosselée, à base large, survenue à la suite d'un coup d'épée. Le malade disait en-

____

(1) Un cas à peu près analogue a été observé par J. Cloquet.

tendre du gargouillement dans sa tumeur qui était indolente augmentait, diminuait, mais ne disparaissait pas complétement.

Cette tumeur était divisée en deux parties bien distinctes, l'une sous-cutanée, l'autre sous-musculaire.

Mort d'affection intercurrente (Ascite).

Autopsie. La partie la plus profonde de la tumeur était recouverte par le muscle grand oblique lequel manquait complétement au niveau de la partie sous-cutanée. Les blessures que présentait cette tumeur étaient déterminées par des bandes aponévrotiques. La base large de la tumeur était appliquée entre la face externe des côtes et de leur cartilage : disséquée dans toute sa circonférence, elle présente un pédicule fibreux très-étroit qui semblait naître dans l'intervalle qui sépare la 8° et la 9° côte. Ainsi disséquée la tumeur offrait à l'extérieur tous les caractères de la hernie ordinaire. Le sac herniaire divisé, il n'y avait dans son intérieur que le grand épiploon, lequel adhérait à la face interne du sac dans 12 points différents, par autant de cordons dont le sommet s'enfonçait dans autant de cellules au fond desquelles ils adhéraient intimement. Chaque cellule pouvait donc causer étranglement.

Le grand épiploon avait en outre contracté adhérence avec la moitié supérieure de l'ouverture de communication; l'estomac et le côlon à l'angle de réunion du côlon ascendant et du côlon transverse étaient situés dans l'ouverture du sac, et l'ouverture du sac laissaient passer l'index.

La surface interne du sac présentait une disposition réticulée qui ressemblait à la face interne du cœur. Cet aspect réticulé était dû à des colonnes fibreuses entrecroisées qui interceptaient de très-petites cellules,

Le malade avait de l'ascite, voilà pourquoi le côlon n'était pas dans la hernie.

OBSERVATION XVII.

(Henry. The Lancet, 1851, t. II, p. 153).

Hernie traumatique étranglée. Kélotomie. Guérison.

Cocher qui entra à Middlesex-Hospital, portant à droite entre la crête iliaque et l'ombilic, mais un peu plus près de ce dernier une tumeur dure, résistante et douloureuse ayant à peu près le

volume d'une orange. Suppression des selles depuis deux jours.
29 ans auparavant, le malade avait reçu au niveau de la tumeur
un coup de couteau. Il y avait eu issue des intestins. Peu à peu
au niveau de la cicatrice s'était développée une petite tumeur qui
n'avait amené jusqu'alors aucun accident.

Reconnaissant les symptômes d'une hernie étranglée, et après
avoir vu échouer les moyens de douceur, Henry pratiqua la kélotomie. Après l'incision de la peau, l'aponévrose des muscles et le
fascia profond furent incisés sur la sonde cannelée, et une masse
considérable d'épiploon adhérente se présenta. Au dessous d'elle,
se trouvait une anse intestinale longue, et d'une couleur rouge
foncé. Débridement léger sur un anneau très-coupant. Réduction
de l'intestin. Abandon dans la plaie de l'épiploon adhérent. Guérison rapide.

OBSERVATION XVIII.

(Bulletins de la Société anatomique, 1852, Marc Sée).

Hernies multiples. Une seule (d'origine traumatique) formait tumeur
à l'extérieur. 4 hernies trouvées à l'autopsie.

Il s'agit d'une femme de 55 ans, chargée d'un embonpoint
énorme, qui fut amenée à l'hôpital Sainte-Marguerite, le 15 décembre 1851, en proie à un délire qui ne permit pas d'avoir des
renseignements : on dit seulement que depuis huit jours elle était
dans un état d'excitation, qui résulte des événements politiques, et
qui lui fait croire qu'elle est entourée d'ennemis. A peine à l'hôpital, elle prit un petit couteau de poche et se fit dans l'abdomen (à
l'endroit où existait sa hernie, qui était grosse comme une tête
d'enfant, et qui était située à trois travers de doigt au-dessous de
l'ombilic, sur le trajet de la ligne blanche) une incision profonde ;
puis, saisissant les intestins qui en sortaient, elle les coupa en travers. Mort le lendemain. A l'autopsie, en renversant la paroi abdominale de haut en bas, on constata que le tissu cellulaire sous-cutané était chargé de graisse en quantité considérable (par places,
deux ou trois travers de doigt d'épaisseur) ; en outre, on aperçut
cinq hernies : les trois premières étaient exactement situées sur la
ligne médiane ; la cinquième s'était formée immédiatement à côté
de la ligne blanche. La hernie n° 4 s'était faite à travers le muscle
droit du côté gauche, au milieu d'une intersection tendineuse ; elle

s'était frayé un passage arrondi à travers le feuillet antérieur de la gaîne du muscle, toujours recouverte par le péritoine. Elle avait le volume d'une grosse noix. Elle était épiploïque, et son ouverture était circulaire.

OBSERVATION XIX.

Hernie ventrale et anormale avec étranglement ; opération suivie de succès par Scutin.

(Revue médico-chirurgicale de Paris, t. XIU, p. 170, 1853).

Il s'agit d'un homme de 50 ans qui, ayant reçu vingt ans auparavant un coup de sabre dans le ventre, avait vu se développer une hernie au niveau de la cicatrice. La tumeur était située à gauche et au-dessous de l'ombilic ; elle était du volume d'un œuf de poule. Sous l'influence d'un violent effort, la tumeur augmenta notablement de volume et devint irréductible. En même temps se manifestèrent des phénomènes d'étranglement.

Opération, le quatrième jour. M. Seutin, après avoir pratiqué une large incision transversale dans le sens de la tumeur, divisa successivement les couches de la paroi de l'abdomen. On ne tarda pas à apercevoir une masse considérable d'épiploon adhérent. Au milieu de cette masse, anse intestinale brunâtre, qui fut réduite sans difficulté. Excision d'une grande partie de la masse épiploïque herniée (environ 200 gr.), ligature et réunion par une suture. Malgré un phlegmon de la paroi abdominale qui se développa sous la suture, le malade guérit.

OBSERVATION XX.

Déchirure spontanée à l'aine droite des parois abdominales. Hernie. Etranglement, par Heulhard, d'Arcy.

(Revue médico-chirurgicale de Paris, t. XIV, p. 25, 1853).

M. S...., 39 ans, femme grande et maigre, était tourmentée, depuis plusieurs mois, par une toux dont les quintes rappelaient celles de la coqueluche, quand, le 9 août 1847, pendant un accès plus violent, elle sentit tout à coup se manifester à l'aine droite une tumeur du volume du poing. Bientôt survinrent des phénomènes d'étranglement, qui nécessitèrent l'intervention immédiate. La tu-

meur, oblongue transversalement, offrait dans ce sens 9 centimètres de longueur sur 6 ou 7 de largeur, et environ 7 d'élévation.
Après quelques tentatives de taxis modéré, on se décide à opérer.
La peau, le tissu cellulaire et quelques filets membraneux ayant
été divisés, on arriva sur une anse d'intestin grêle de 18 centimètres de longueur; à côté et en dehors, on apercevait une anse très-
courte de gros intestin. Une portion d'épiploon pressait l'intestin
grêle. La déchirure abdominale était inégale, dentelée, et une
bride fibro-musculaire, à peu près parallèle à la ligne blanche, sé-
parait l'intestin grêle du gros intestin, qui ainsi n'étaient pas sortis
par la même ouverture; celle qui donnait passage au gros intestin
était étroite et exerçait sur lui une constriction de la bride. Division de la bride, réduction des organes herniés, et pansement à
plat sans suture. Guérison quinze jours après.

Après la herniotomie, la bronchite disparut comme par enchan-
tement.

Dans la hernie ventrale de M. S..., il n'y avait pas de sac herniaire (l'opération fut faite quelques heures seulement après la production de la hernie).

Observation XXI.

Hernie insolite réduite trois heures après l'étranglement. La hernie
sortait par une cicatrice, par le professeur L. Gosselin, in Leçons sur
les hernies (à la fin du volume).

B..., tonnelier, 38 ans, entre à l'hôpital des Cliniques, le 13 jan-
vier 1831. Coup d'un instrument tranchant à la |partie antérieure
de l'abdomen, il y a sept ans; issue des intestins; péritonite. Depuis la cicatrisation de sa blessure, il conserve dans ce point une
saillie qui ne disparaissait pas par la pression. Le malade portai
une simple ceinture embrassant la saillie. Depuis, aucun accident,
aucun trouble fonctionnel.

Dans la soirée du 13 janvier, sans avoir fait le moindre effort, il
ressentit une douleur vive à sa blessure. Cette douleur s'irradiait
dans le ventre au point de l'empêcher de continuer sa marche. Apporté immédiatement à l'hôpital : faiblesse, anxiété, premier vo-
missement.

Il portait à la partie antérieure et postérieure de l'abdomen une
tumeur grosse comme le poing, offrant des inégalités, des bosselu-

Reignier,   11

res, qui semblaient répondre à des circonvolutions intestinales situées sous la peau ; elle n'était pas rénitente et ne s'affaissait pas.

Etat général de l'étranglement. Si l'on saisissait la tumeur à
deux mains, on trouvait que le pédicule de cette tumeur était situé en dehors du muscle droit. Première tentative de taxis pendant
dix minutes. M. Gosselin procéda de nouveau au taxis. Ne connais-
sant pas précisément la direction de la blessure, il se contenta de
refouler la tumeur vers les parties profondes, en l'embrassant entre les mains. Au bout de dix minutes, la tumeur s'était totalement
effacée, et le malade éprouvait un état de bien-être ; mais il restait un peu de gonflement, que le taxis ne pouvait pas faire disparaître. Les efforts que M. Gosselin fit pour arriver à ce résultat
causaient des douleurs assez vives. On administra du chloro-
forme, qui, au lieu d'amener un sommeil anesthésique, ne fit
qu'occasionner une agitation tétanique. On renonce à la réduction
complète, et l'on applique un bandage compressif.

14 janvier. Nuit bonne : ni coliques, ni vomissements. Un purgatif, administré à quatre heures du matin, a produit son effet. Le
bandage enlevé, on constate qu'il reste à la partie inférieure du
côté droit une tuméfaction présentant des bosselures, des inégalités un peu plus dures que le reste de la tumeur. Il y a lieu de penser qu'il s'agit d'une portion d'épiploon irréductible.

Le 15. L'amélioration continue ; le malade mange, et les fonctions digestives se font sans troubles. Pas de douleurs dans le ventre ni au niveau de l'ancienne blessure. La tumeur a repris son volume ordinaire. Le malade sort de l'hôpital, avec un bandage dont
la pelote concave embrasse la tumeur.

OBSERVATION XXII.

(Bulletins de la Société anatomique, 1871).
Hernie congénitale occupant les limites de l'hypochondre
et de la région ombilicale.

M. Campenon présente une tumeur herniaire recueillie chez un
nouveau-né. La tumeur, située sur la limite de l'ombilic et de l'hypochondre droit, ne présentait aucun des caractères attribués aux
hernies embryonnaires ou fœtales ; elle était recouverte par la peau
saine, et se serait développée au-dessous de celle-ci, au lieu de
s'être formée au milieu des éléments dissociés du cordon. Aucune

trace d'étranglement n'a été remarquée. Les éléments du cordon ne donnaient pas à la tumeur la forme trilobée ordinairement observée dans le cas de hernie ombilicale congénitale.

OBSERVATION XXIII.

Plaie de la paroi abdominale, suivie de guérison. Hernie du grand épiploon 35 ans plus tard. Entérocèle étranglée. Mort. (Par Bide, interne des hôpitaux. Société anatomique, séance de mars 1876).

M..., 44 ans, teinturier, entre le 11 mars 1876 dans le service de M. L. Le Fort. Le malade eut à l'âge de 4 ans le ventre ouvert d'un coup de canif; il y aurait eu alors issue des intestins au dehors.

Il existe sur la paroi abdominale, à 5 ou 6 centimètres à droite et au bas de l'ombilic, une cicatrice curviligne de 10 centimètres à peu près. Vers l'âge de 35 ans, le malade vit pour la première fois apparaître au niveau de la cicatrice une petite tumeur qui alla grossissant, qu'on n'essaya jamais de réduire. Depuis cinq ou six mois, le malade avait laissé la ceinture de coutil, avec laquelle il avait pris l'habitude de maintenir sa tumeur, lorsque le 9 mars il éprouva quelques coliques. Le 10 au matin, à la suite d'une selle normale, des douleurs excessives se manifestèrent dans le ventre, et cinq fois dans la journée le malade eut des vomissements glaireux et bilieux.

Le soir, purgatif suivi de selle. Ce fut la dernière; depuis ce moment, le malade ne rendit pas de gaz par l'anus.

Une consultation eut lieu, le malade fut chloroformé, des tentatives de réduction furent faites, car on soupçonnait l'existence d'une entérocèle étranglée. Elles n'eurent pas de résultat. Le 11 mars on constate l'état suivant :

Tumeur du volume d'une tête de fœtus à terme siégeant au dehors et en bas de l'ombilic du côté droit, tumeur un peu bosselée, mate dans toute son étendue, irréductible, douloureuse à la pression. Pouls petit, frequent. Facies très-légèrement grippé. Pas de hoquet. Bouche amère. Langue saburrale. Météorisme dans toute la moitié supérieure de l'abdomen. Cataplasmes laudanisés. Purgatif. Glace,

12 mars. Le météorisme augmente toute la journée et la dyspnée apparaît, (refoulement du diaphragme), coliques violentes,

nouveaux vomissements n'ayant pas plus que les autres l'apparence fécaloïde. On ajourne jusqu'au lèndemain une ponction capillaire ayant pour but d'évacuer l'air contenu dans les intestins, et de faire ainsi diminuer la dyspnée et l'étranglement de l'anse intestinale qu'on suppose étranglée par les fibres du grand oblique comme dans une boutonnière. Mort dans la nuit.

Autopsie. La paroi abdominale disséquée, on tombe sur une tumeur volumineuse divisée en deux lobes inégaux par une bride aponévrotique qui n'est autre chose qu'une bandelette du grand oblique. Une tunique d'apparence fibreuse plus lâche cependant sur quelques points, et ressemblant là à du tissu cellulaire condensé, l'enveloppe. Cette tunique enlevée, on tombe sur une masse irrégulière qui est reconnue pour être de l'épiploon. On ne trouve tout d'abord pas de traces de péritoine à la face profonde de la tunique fibreuse qui constitue le sac herniaire; mais près du pédicule, on trouve la séreuse qui d'ailleurs forme une enveloppe complète à la plus petite des tumeurs. A la base de la tumeur la plus volumineuse, et près de son pédicule, cachée sous les replis de l'épiploon hernié, on rencontre une anse intestinale de 7 à 8 centimètres. Cette anse est distendue, presque noire et tout autour d'elle se trouvent des exsudats fortement teintés de sang. La position même de cette entérocèle, au milieu de masses épiploïques, explique pourquoi la percussion n'avait donné aucun renseignement sur sa présence pendant la vie. Ceci constaté, on ouvre l'abdomen. Les anses de l'intestin grêle sont fortement météorisées et leurs parois très-injectées dans toute l'étendue du canal intestinal situé au dessus de l'étranglement. Le côlon transverse est attiré en bas et intimement appliqué contre l'anneau par où se sont produites les hernies intestinale et épiploïque. Il est retenu dans cette situation fixe par cela même que le grand épiploon presque tout entier s'est engagé par l'anneau ; quant à l'anneau lui-même, il est elliptique; le doigt ne peut y être introduit; son grand axe est dirigé dans le sens des fibres de l'aponévrose du grand oblique, ce qui peut rendre compte du mécanisme de l'étranglement; celui-ci paraît dû à la constriction exercée sur les lèvres de la boutonnière aponévrotique, constriction qui a dû aller en augmentant à mesure que le météorisme augmentait, car on a vu que les signes de l'étranglement, insignifiants au début, n'avaient pris quelque caractère de gravité qu'à la fin. En outre, après l'autopsie, alors

que l'abdomen n'était plus distendu et les lèvres de la boutonnière
étroitement serrées, il était possible quoique difficile, de faire re-
fluer les gaz du bout supérieur dans le bout inférieur de l'intestin.
Durant la vie, pareille chose n'avait pas lieu, aucun gaz n'ayant
été rendu par l'anus dans les trois derniers jours. Au niveau de
l'anneau ou de la boutonnière, le péritoine se continue sans interruption des parois abdominales vers le sac herniaire.

OBSERVATION XXIV.

Hernie ventrale de la ligne semi-lunaire étranglée et guérie
par la kélotomie, par **M. D. Mollière**.

(Bulletins de la Société de chirurgie de Paris, 1877, p. 278).

La nommée Marie M..., âgée de 39 ans, tisseuse, fut admise
dans mon service le 14 juillet 1876.

C'est une femme fortement constituée et dont la santé est habituellement excellente. Elle a eu deux accouchements à terme, le
premier il y a 15 ans, et une fausse couche il y a 3 ans. Elle aurait
eu à la suite de cet accident un phlegmon des parois abdominales,
phlegmon qui dura fort longtemps, nous dit-elle, et se termina
par suppuration et ouverture spontanée. On voit en effet plusieurs
cicatrices au niveau de la région sous ombilicale, cicatrice en
forme d'ombilic, déprimées et adhérant fortement aux parties profondes.

La malade jouissait donc d'une santé parfaite, lorsque quatre
jours avant son entrée à l'hôpital et sans cause appréciable, elle
ressentit de vives douleurs dans une tumeur indolente et réductible qu'elle avait vue se développer depuis sa fausse couche vers
la partie inférieure de son abdomen. Cette tumeur devint en même
temps irréductible et tendue, puis survinrent des vomissements et
quelques coliques.

Malgré ces accidents, notre patiente pendant deux jours put vaquer à ses occupations. Mais au bout de ce temps, elle fut prise
de vomissements jaunâtres et fétides se succédant avec une telle
fréquence que le malade fit appeler le D' Branche. Celui-ci diagnos-
tiqua une hernie ventrale étranglée et l'engagea à entrer à l'hôpital. Elle y fut admise le 14 juillet à 4 heures du soir, le quatrième
jour à partir des débuts des accidents d'étranglement. Les vomis-

sements étaient incessants, fécaloïdes, il n'y avait pas eu de selles depuis le début. En examinant la malade, je trouvai à gauche du niveau du tiers interne d'une ligne allant de l'ombilic à l'épine iliaque antéro-supérieure une tumeur ovoïde, du volume d'un œuf de poule, mal limitée vers sa base, douloureuse et résistante. La peau qui la recouvrait était rouge, œdémateuse comme à la surface d'un phlegmon. L'abdomen n'était pas cependant extrêmement ballonné.

Portant alors le diagnostic de hernie ventrale étranglée, séance tenante, je procède à la kélotomie le 14 juillet à 8 heures du soir, l'inflammation des tissus superficiels me paraissant contre indiquer toute tentative de taxis.

Opération. Anesthésie par l'éther.

Une incision transversale, divisant la peau et le tissu cellulaire sous-cutané me conduisit sur un premier sac herniaire à parois minces et transparentes. Je l'ouvris; il ne contenait qu'une petite masse épiploïque et un pincement intestinal du volume d'une noisette. Avec le doigt, je cherchai le collet de ce sac : C'était un orifice étroit à bords minces et tranchants. Je déchirai ce rebord avec l'ongle, et conduisant mon index plus profondément, je pénétrai dans un deuxième sac beaucoup plus vaste, et dans lequel se trouvait une anse intestinale violacée, très-étroitement étranglée, et une certaine quantité d'épiploon. Ce sac avait pour orifice un anneau fibreux anormal, très-étroit et qui fut débridé en dedans et en haut, à l'aide d'un bistouri boutonné dirigé sur le doigt. Autant que j'ai pu en juger, cet orifice était situé au niveau du bord externe du muscle droit.

L'intestin attiré en dehors, pâle en certains points, violacé dans d'autres, fut soigneusement bassiné avec de l'eau tiède pendant quelques minutes. Sous l'influence de cette manœuvre, la vascularisation s'était régulièrement rétablie dans les régions qui semblaient exsangues de prime abord. Je fis la réduction de l'intestin. L'épiploon hernié, long d'environ 10 centimètres fut abandonné dans la plaie. Un tampon d'ouate fut appliqué entre les lèvres de la plaie; et maintenu à l'aide d'une bande assez fortement serrée, afin de maintenir la réduction. — Pot, 5 centigr. ext. théb.

15 juillet. Ventre souple, indolent, les vomissements ont cessé. La nuit a été tranquille. T. vaginale 37°. Rétention d'urine. Cathétérisme.

Le 16. Le pansement est enlevé. Les bords de la plaie sont légèrement tuméfiés. T. 37°. Le ventre est couvert d'une épaisse couche de collodion. Cat. sur la plaie. Les suites de l'opération furent parfaitement simples, et l'on ne fit pas d'autres pansements que des applications de cataplasmes jusqu'à complète guérison. L'épiploon laissé dans la plaie bourgeonna et finit par oblitérer complétement l'immense sac que j'avais dû ouvrir. La constipation dura jusqu'au 4 août, c'est-à-dire environ 20 jours; des lavements et des purgatifs amenèrent alors une débâcle. Le 19 août la malade quitta l'hôpital parfaitement guérie et le Dr Branche, qui a eu l'occasion de la revoir dans le courant du mois de novembre, m'a dit que la guérison ne laissait absolument rien à désirer.

OBSERVATION XXV.

Hernie ventrale étranglée. Gastrotomie. Méthode de Lister. Guérison,
par M. Félix Terrier.

(Bulletins de la Société de chirurgie, 1878).

Ursprunger, soixante-trois ans, ancien tailleur de pierres, pensionnaire de Bicêtre, entre à l'infirmerie le 13 décembre 1877, salle Saint-Prosper n° 23. Cet homme est porteur depuis vingt ans environ d'une hernie inguinale gauche qui aurait succédé à un violent effort: depuis dix ans, il aurait une constipation habituelle; enfin il assure que cette hernie rentre facilement, et que dans cas, il souffre de douleurs abdominales vives avec constipation opiniâtre. Il n'y a rien d'autre à noter dans les antécédents du malade; il raconte que sa hernie qui offrait environ le volume d'un gros œuf, est rentrée depuis le 9 décembre, sans qu'il sache sous quelle influence. Toujours est-il que depuis ce moment, le malade se plaint de coliques et de nausées; qu'il a eu des vomissements, enfin qu'il n'a pas été à la garde-robe. Depuis ce jour aussi, il n'aurait pu évacuer aucun gaz par l'anus.

Le 14, à la visite, le malade présente le faciès abdominal; il y a eu des nausées et quelques vomissements porracés pendant la nuit; l'examen attentif des régions ombilicale et inguino crurale permet d'affirmer qu'il n'y a pas de hernie étranglée en ces points. Si l'on fait tousser le malade, la hernie inguinale gauche descend jusqu'à la partie supérieure des bourses, mais il est facile de

la réduire sans que le malade éprouve la moindre douleur à ce niveau. Toutefois, la pression des doigts exercée en dedans de l'o-
rifice interne du trajet inguinal gauche, vers le bord externe du
muscle grand droit, détermine une assez vive douleur, qui s'irradie
dans tout le reste de l'abdomen. En outre, le malade accuse en ce
point des douleurs spontanées plus ou moins aiguës qui détermi-
nent, dit-il, des coliques et des nausées; à ce niveau, les téguments ne sont soulevés par aucune tumeur, et la palpation faite
avec précaution, ne nous donne que des signes négatifs. Il n'y a
pas de ballonnement du ventre, et le malade urine bien. Pas de
fièvre 37°.

Nous pratiquons le toucher rectal, et nous ne trouvons aucun
obstacle au cours des matières dans la partie inférieure de l'intestin. En présence des ces accidents encore peu graves d'étranglement interne, nous crûmes devoir temporiser une diète absolue,
glace, deux injections de morphine, de un centig. Lavement purgatif.

Le 15. l'état général restait à peu près le même, le ventre était
cependant ballonné; il n'y avait eu que deux vomissements depuis
la veille. Constipation toujours opiniâtre, pas d'évacuations ga-
zeuses, les douleurs abdominales étaient un peu calmées. Même
traitement. Glace, trois injections de chlorhydrate de morphine.

Le 16 même état général et même traitement.

Le 17 le faciès du malade est plus altéré, les nausées sont plus
fréquentes; il y a eu quelques vomissements fécaloïdes pendant
la nuit. Absolument décidé à intervenir, j'avais fait préparer la
veille à peu près tout ce qu'il faut pour une ovariotomie ; de plus
j'avais prié mon collègue et ami M. Just Lucas Championnière de
venir m'aider de ses conseils, désirant faire l'opération de la gastrotomie en suivant les préceptes de Lister.

Le malade fut encore examiné avec soin, et en palpant la région douloureuse, nous pûmes sentir profondément derrière la
paroi abdominale, un empâtement assez circonscrit, ce qui nous
fit penser que c'était en ce point que devait exister l'obstacle au
cours des matières intestinales.

Le malade fut endormi : une incision de sept à huit centimètres
fut pratiquée sur la ligne blanche, entre l'ombilic et la région pubienne, des pinces hémostatiques furent placées sur les vaisseaux
sectionnés par le bistouri. La cavité péritonéale fut ouverte très-

facilement dans tòute l'étendue de la plaie, et il s'écoula un peu de liquide séro-sanguinolent.

Ecartant les bords de l'incision pour explorer la face interne de la paroi abdominale, il me fut facile de sentir et même de voir au-dessus et au-dedans de l'orifice péritonéal du trajet inguinal une anse d'intestin grêle qui semblait pénétrer dans la paroi abdominale antérieure. Cette anse s'enfonçait dans un véritable sac présentant un collet résistant, mais qui cependant fut assez facilement déchiré par le doigt. Je pus donc retirer l'anse intestinale manifestement étranglée longue de deux à trois centimètres, offrant une coloration rouge violacé et présentant au niveau du collet herniaire une véritable rainure annulaire, sans trace de gangrène imminente, au moins autant qu'on peut en juger en pareil sac. La cavité du sac herniaire dans laquelle je pus introduire l'extrémité du doigt était formée par une sorte de hernie du péritoine, au niveau du bord externe du muscle grand droit de l'abdomen.

L'anse herniée dégagée et essuyée avec grand soin à l'aide d'é-ponges phéniquées, je m'empressai de refermer le ventre avec sept points de sutures profonds faits avec du fil d'argent.

Pendant toute l'opération, la plaie et les mains de l'opérateur étaient restées plongées dans le nuage antiseptique produit par un pulvérisateur inventé par mon ami Championnière.

Pansement phéniqué complet recouvert d'ouate et maintenu par une ceinture de flanelle. Notons encore qu'avant d'endormir le patient, que ses jambes avaient été enveloppées d'ouate, et que pendant l'operation, des serviettes chaudes avaient été constamment appliquées sur la partie latérale du ventre, et sur la poitrine pour éviter tout refroidissement.

Les soins consécutifs furent ceux que j'ai l'habitude de prescrire pour les ovariotomies : glace, potion de Todd, injections de morphine. Après l'opération, le malade a été assez agité, il s'est plaint de vives douleurs abdominales, un peu calmées par une injection sous-cutanée de morphine Les nausées ont été fréquentes, mais il n'y eut plus de vomissements.

Dans la soirée, il se produisit un peu de ballonnement du ventre, et l'on dut desserrer la ceinture de flanelle. P. 100. T. 37°. 2. La nuit a été plus calme.

Le 18, les douleurs sont presque nulles, le ventre n'est plus sensible à la pression ; il y a encore des nausées et un peu de ballon-

Reignier.   12

nement. P. 110. T. 37°. 6. Glace. Potion de Todd. Lait glacé. Le soir les nausées ont disparu, le malade accuse encore quelques coliques. P. 120. T. 38°. 5.

Le 19. Nuit calme. On change le pansement pour la première fois.

Les deux fils supérieurs de la suture abdominale se sont brisés, mais sont restés en place, on les enlève. Le ventre est souple, un peu ballonné et indolore à la pression. Le malade accuse encore quelques nausées, il existe une teinte subictérique des conjonctives ; les urines sont rares et foncées en couleur, il n'y a ni sucre ni albumine ; mais beaucoup de phosphates. T. 37°.2. Le soir. 37°.5 Le mieux continue, même régime.

Le 20 nuit très-bonne. Depuis la veille a rendu une grande quande gaz par l'anus ce qui a déterminé, dit-il, quelques coliques et des épreintes. T. 38°. 2. La teinte subictérique des conjonctives persiste et la langue est un peu sèche ; toutefois le malade se trouve très-bien. Le soir. T. 38°.

Le 21, à la suite d'un lavement simple, le malade a eu une selle soit quatre jours après l'opération et onze après le début des accidents d'étranglement. La nuit a été agitée, cependant, il n'y a eu ni coliques ni nausées. La langue est redevenue normale ; l'ictère tend à disparaître. On enlève le troisième et le cinquième fil. P. 96 T. 37° 5. Le malade qui jusqu'alors n'avait pris que du lait glacé, demande à manger un peu, œuf, poisson.

Le 22. on constate que la plaie abdominale s'est en partie désunie à sa partie moyenne, le quatrième fil s'étant rompu, est enlevé. Quelques coliques ayant déterminé une selle abondante, pansement de Lister et compression assez énergique du ventre avec l'ouate et la flanelle. P. 37° 5. Le soir 36° 9.

Le 23, la teinte subictérique des conjonctives a presque totalement disparu, mais les urines sont toujours foncées.

La partie désunie de la plaie semble se recoller. Même pansement T. m. 37°. T. s. 36°.8.

Le 24. Les deux derniers fils d'argent sont enlevés. L'état généest excellent. Selle abondante ce matin. T. 37°. T. s. 37°. 1

Le 27, la plaie est fermée. Suppression du pansement de Lister. On se contente de maintenir le ventre avec de l'ouate et une ceinture de flanelle. En fait, la guérison était complète dix jours après l'opération.

Notons cependant qu'il conserva pendant quelque temps une grande faiblesse, et que le tremblement sénile dont il était atteint a très-notablement augmenté depuis.

Le malade sort de l'infirmerie le 19 janvier 1878; nous lui avons fait confectionner une ceinture abdominale avec plaque rembourrée médiane, de manière à bien maintenir la cicatrice de la gastrotomie. De plus, il porte un bandage inguinal gauche qui maintient très-bien sa hernie.

Depuis cette époque notre opéré à pu vaquer à ses occupations habituelles sans ressentir la moindre gêne. Toutefois, il se plaint encore de coliques, mais c'est lorsque sa hernie inguinale tend à sortir et n'est pas bien maintenue par le bandage. Enfin, malgré l'application méthodique de sa ceinture abdominale, la cicatrice profonde a cédé, et le malade présente une légère éventration surtout vers la partie inférieure de sa cicatrice.

Anatomie et Histologie. — Structure et développement des os.

Physiologie. — Du sperme.

Physique. — Des leviers, application à la mécanique animale.

Chimie. — De l'isomorphisme, de l'isomérie et du polymorphisme.

Histoire naturelle. — Etude comparée du sang, du lait, de l'urine et de la bile dans la série animale procédés suivis pour analyser ces liquides.

Pathologie externe. — Anatomie pathologique des anévrysmes.

Pathologie interne. — Des complications de la rougeole.

Pathologie générale. — Des kystes.

Médecine opératoire. — Des différents procédés de réduction des luxations de l'épaule.

Pharmacologie. — Quelle est la composition des sucs des végétaux? Quels sont les procédés le plus souvent employés pour les extraire, les clarifier et les conserver? Qu'entend-on par sucs extractifs, acides, sucrés, huileux, résineux ou laiteux? Quelles sont les formes sous lesquelles on les emploie en médecine?

Thérapeutique. — Des sources principales auxquelles se puisent les indications thérapeutiques.

Hygiène. — Du tempérament.

Médecine légale. — Exposer les différents modes d'extraction et de séparation des matières organiques pour la recherche des poisons.

Accouchements. — Du bassin à l'état osseux.

Vu : le Président de la Thèse,
GUYON

Permis d'imprimer :
Le Vice-recteur de l'Académie,
ZEVORT.

www.ingramcontent.com/pod-product-compliance
Ingram Content Group UK Ltd.
Pitfield, Milton Keynes, MK11 3LW, UK
UKHW021430090726
13657UKWH00003B/1006